消化内科

病例精析

第二册

名誉主编 樊代明 吴开春 赵青川

主　　编 洪 流

副 主 编 张玉洁

学术顾问 （按姓氏笔画排序）

计根林 吴国生 张洪伟

学术秘书 周 威

编　　者 （按姓氏笔画排序）

马荣强 王 勉 王一卓 王克甲

朴 影 刘恒鑫 杨志平 杨建军

李孟彬 张玉洁 陆 群 陈雪玲

周 威 郑建勇 赵龙斌 柳金强

韩 宇 鲜 航

第四军医大学出版社 · 西安

图书在版编目（CIP）数据

消化外科病例精析. 第二册/洪流主编. —西安：第四军医大学出版社，2013.12

ISBN 978-7-5662-0443-1

Ⅰ. ①消… Ⅱ. ①洪… Ⅲ. ①消化系统疾病-外科诊断 Ⅳ. ①R656.604

中国版本图书馆 CIP 数据核字（2013）第 275041 号

xiaohuawaike binglijingxi

消化外科病例精析

（第二册）

出版人：富　明　　责任编辑：杨耀锦

出版发行：第四军医大学出版社

地址：西安市长乐西路 17 号　邮编：710032

电话：029-84776765　传真：029-84776764

网址：http：//press.fmmu.edu.cn

制版：绝色设计

印刷：西安市建明工贸有限责任公司

版次：2014 年 1 月第 1 版　2014 年 1 月第 1 次印刷

开本：889×1194　1/32　印张：8.25　字数：180 千字

书号：ISBN 978-7-5662-0443-1/R·1274

定价：28.00 元

序 一

近年来，随着科学技术的进步和医学工作者的努力，消化外科的研究进展很快，出现了许多新技术和新设备。同时，随着饮食结构的变化和生活模式的改变，消化外科疾病的发病率有不断升高的趋势。在临床工作中，消化外科疾病常常病情复杂，变化多端，在诊断和治疗方面具有一定困难。如何透过现象看本质，如何在急诊、会诊中规范化地进行诊断和治疗，是对每一位外科医生的考验。因此，从事消化外科的医务工作者需要不断学习，及时更新知识，不断积累和交流有益的临床经验和教训，力求掌握消化外科疾病的会诊思维和治疗规范。

西京消化病医院洪流等青年医师结合自身多年的学习经历和临床体会，精心编写了《消化外科病例精析》系列图书，立足临床实例，不但介绍了消化外科常见疾病和疑难病例的诊治思维和诊疗方案，还阐述了这些疾病的发病机制、临床症状、手术方式等方面的相关知识，同时对每个病例进行了跟踪随访。本套图书信息量大，具有较高的理论和临床实用价值，适合低年资消化外科医生阅读使用，也可供其他医学生和爱好医学的广大群众学习参考。

希望这套图书对提高广大年轻医师的业务水平和服务质量能起到积极的作用。我衷心地向医学生和普通外科青年医生推荐本套书，并祝愿每一位外科医生在精品学术的道路上更上一层楼。

中国工程院副院长
西京消化病医院院长 **樊代明　院士**

序 二

消化外科疾病发病率很高，并有逐年上升的趋势，加强消化外科疾病的诊治，已成为当务之急。因此，消化外科临床医师必须不断学习，提高诊断治疗水平，从而更好地为广大患者服务。

西京消化病医院的消化外科专家们积累了多年的临床经验，他们对消化外科的常见病和疑难病进行潜心研究，编写了《消化外科病例精析》系列图书。本套图书具有临床实例多、信息量大的特点，不仅收录了急诊、会诊的专科病例，而且展示了临床一线医师在首诊时的临床思维，并通过病例讨论的形式系统回顾了疾病的病因、症状、诊断、治疗和预防等方面的相关知识。

编写本套书的目的不仅在于同道间进行学术交流，同时也为初学者提供了学习参考的资料，特别是对低年资医师很有益处，有助于实习医生、社区医生、住院医生等一线医师系统了解和掌握消化外科疾病的临床知识，尽快掌握外科的临床诊治思维。

相信本套书的出版对消化外科专科医师的培训会起到积极的促进作用。

《消化外科病例精析》第二册，系统介绍胃泌素瘤、小肠间质瘤、小肠梗阻、肠套叠、肠扭转、肠瘘、结肠癌、克罗恩病、直肠脱垂、切口疝、脐疝等疾病的相关知识。

本书的参编人员包括很多学术严谨、敢于创新、乐于开拓的消化外科青年专家，他们在临床上受到广大患者的好评，在学术上把《消化外科病例精析》奉献给大家，我愿在此作序向同行们推荐。

西京消化病医院副院长　吴开春

序 三

消化外科疾病种类繁多，包括胃、小肠、结直肠等脏器的功能性及器质性疾病。消化外科疾病的发病率近年来有上升趋势，且经常急性发病，很多患者前来就诊时症状不典型，病情重，因此临床医师在急诊、会诊中容易漏诊、误诊。

本书通过对消化外科的临床病例进行介绍和分析，探讨了会诊处理时的临床思维和处理流程，主要包括胃泌素瘤、小肠间质瘤、小肠梗阻、肠套叠、肠扭转、肠瘘、结肠癌、克罗恩病、直肠脱垂、切口疝、脐疝等常见疾病的病因、症状、诊断、治疗和预防等方面的相关知识。编者期望这些临床病例和相关讨论有助于提高低年资一线医师的临床思维和诊疗水平，从而锻炼出一支让广大患者信得过的基层医生队伍，为人民群众的健康做出贡献。另外，本书对常见外科疾病的日常注意事项、预后和预防知识进行了总结分析，期望有助于提高广大人民群众的卫生意识，提醒广大人民群众积极采取科学的生活方式，从而有效降低相关疾病的发生。

本书不全、不妥之处，敬望读者不吝斧正。

西京消化病医院副院长　赵青川

目　录

胃泌素瘤

小肠间质瘤

小肠梗阻

肠套叠

肠扭转

肠　瘘

结肠癌

克罗恩病

直肠脱垂

切口疝

脐 疝

胃泌素瘤

胃泌素瘤（gastrinoma）是一种能够分泌胃泌素的肿瘤，好发于“胃泌素瘤三角区”，年发病率约 1/100 万，35~65 岁好发，男女比例为 3:2。主要分为两种类型：单发型胃泌素瘤和多发性内分泌肿瘤Ⅰ型胃泌素瘤。

本章回顾了三个临床病例的诊疗过程和随访结果，还介绍了该病的发病因素、临床症状、诊断依据、鉴别诊断、治疗原则、手术注意事项等方面的相关知识。

一、病例分析

病例一

病例介绍

张某，男，45岁，煤矿工人，主因“腹痛6年，腹泻2年”入院。

现病史： 患者6年前无明显诱因出现中上腹痛，呈持续性，进食后加重，伴反酸，无恶心、呕吐，无胸闷、气短，无腹胀、腹泻，外院胃镜示“多发胃溃疡”，服用奥美拉唑后症状缓解，此后上述症状反复发作，2年前开始出现水样腹泻，进食后加重，行奥美拉唑治疗后症状仍时好时坏，现患者为行进一步治疗来我院，门诊以“胃溃疡”收住我科。近半年来，患者精神、睡眠尚可，饮食欠佳，大小便正常，体重下降9千克，体力无明显变化。

既往史： 无特殊。

入院查体： 患者生命体征平稳，神志清楚，消瘦，浅表淋巴结无肿大。心肺检查未见明显异常。腹软，中上腹压痛，无肌紧张、反跳痛，未触及腹部包块，肝脾肋下未触及。移动性浊音（-）。肠鸣音活跃。

辅助检查： 血常规、尿常规、大便常规及潜血、肝肾功能正常。

胃镜检查： 重度反流性食管炎，食管、胃体、十二指肠球部及降部可见多发深大溃疡。

病例分析

1. 首先考虑哪些诊断?

印象☞ 消化性溃疡原因待查（溃疡型胃癌？胃泌素瘤?）

（1）溃疡型胃癌

支持依据：患者胃溃疡病史较长，病程过程中有可能发生癌变，常规抑酸药物效果欠佳，且近半年体重明显下降。

不支持依据：胃镜结果提示溃疡多发，且不局限于胃。

（2）胃泌素瘤

支持依据：患者病史长，症状以腹痛、水样腹泻为主，且溃疡多发，应用质子泵抑制剂后症状缓解，但易复发。

不支持依据：缺乏更多的辅助检查结果支持。

思考☞ 什么原因可以导致消化性溃疡?

引起消化性溃疡的原因很多，幽门螺杆菌感染、胃酸分泌过多以及胃黏膜保护作用减弱等均是引起消化性溃疡的重要环节。胃排空延缓和胆汁反流、胃肠激素的作用、药物因素、遗传因素、环境因素和精神因素等，都与消化性溃疡的发生有关。

2. 还需要做哪些检查?

（1）肿瘤标记物：AFP、CEA、CA19－9等。

（2）血清胃泌素、血甲状旁腺激素、泌乳素：了解有无单发胃泌素瘤或Ⅰ型多发性内分泌瘤综合征（MEN－1）的可能。

（3）腹部CT、超声内镜、结肠镜等：协助发现及明确可能病灶。

（4）术前相关检查：因患者可能需要行手术治疗，需完善术前相关检查，如胸片、心电图、血凝全套及术前感染四项。

3. 该患者是否需要手术探查及治疗？

印象☞ 首先需要明确溃疡发生的原因，暂不需要行急诊手术。

思考☞ 患者行胃镜检查，食管、胃体、十二指肠球部及降部可见多发深大溃疡，且长期行抑酸等保守治疗效果不佳，此种情况下考虑行手术治疗。但溃疡产生原因不清楚，根据患者一般情况，暂不需要行急诊手术。

病例预后

检查结果：血清胃泌素（停用抑酸药3周后检查）：615ng/L；腹部CT及超声内镜均发现胰尾部2cm大小占位性病变，未见转移征象；肿瘤标志物、血甲状旁腺激素及泌乳素未见明显异常。结肠镜检查未见明显器质性病变。

治疗过程及结果：结合患者病史、查体及各项辅助检查结果，诊断胃泌素瘤。遂行腹腔镜胰体尾切除术，手术顺利，成功切除胰尾肿物。病理回报：高分化神经内分泌肿瘤，免疫组化结果：胃泌素（＋＋），胰高血糖素（-），生长抑素（+），胰岛素（-）。术后患者恢复顺利，不适症状基本消失。

最后诊断： 胃泌素瘤。

经验教训： 胃溃疡反复发作或经久不愈，建议常规行血清胃泌素、血甲状旁腺激素、泌乳素及腹部超声、CT 等检查，了解有无单发胃泌素瘤或Ⅰ型多发性内分泌瘤综合征（MEN-1）的可能，避免延误病情。

病例二

病例介绍

吴某，女，58 岁，教师，主因“反复腹泻 10 年，加重伴呕吐 2 月”入院。患者 10 年前无明显诱因出现腹泻，大便 3~4 次/日，为稀糊状便，无黏液脓血，无发热、腹痛、黑便，无反酸、嗳气等，就诊于当地医院，给予抗生素、胃肠黏膜保护剂等治疗后症状缓解出院。10 年间上述症状反复发作，每次给予对症治疗后可缓解，停药即复发。2 个月前无明显诱因腹泻症状较前加重，大便 10 每天余次，便水样白色液体，内有食物残渣，伴恶心、呕吐，吐少量酸性液体。近期精神、食欲、夜休欠佳，小便正常，大便如前所述，近 1 年体重减轻 20kg，体力明显减退。

既往史： 无特殊。

入院查体： 神志清楚，消瘦，中度贫血貌；浅表淋巴结未扪及肿大，皮肤黏膜未见瘀点、瘀斑；颈软，甲状腺未扪及肿块；心肺查体未见明显异常；腹软，全腹未扪及包块，肝脾肋下未扪及；双下肢无浮肿。

辅助检查：白细胞 $3.2 \times 10^9/L$，红细胞 $1.64 \times 10^{12}/L$，血红蛋白 72g/L，平均红细胞体积 78fl，平均血红蛋白浓度 309g/L，血小板 $49 \times 10^9/L$：粪隐血（+）；胃镜检查示十二指肠降段及球部多发溃疡。

病例分析

1. 首先考虑哪些诊断？

印象☞ 腹泻原因待查（感染性腹泻？胃泌素瘤？功能性肠病？炎症性肠病？）

（1）感染性腹泻

支持依据：病程中多次应用抗生素治疗后症状缓解。

不支持依据：病程中无肠道感染的全身表现，且患者在治疗过程中一直采用胃肠黏膜保护剂联合抗生素治疗腹泻，症状缓解是否为抗生素治疗的结果尚不确定，再者感染性腹泻需要病原学支持。

（2）胃泌素瘤

支持依据：病史长，症状以反复发作的腹泻为主，腹泻为稀糊状便或水样便，无黏液脓血，胃镜检查提示溃疡多发。

不支持依据：缺乏更多辅助检查结果支持。

（3）功能性肠病

支持依据：排便次数改变，大便性状改变，无脓血便，且症状持续时间长。

不支持依据：无腹痛，存在十二指肠降段及球部器质性病变。

（4）炎症性肠病

支持依据：腹泻反复发作，存在消化道溃疡，克罗恩病等暂不能完全排除。

不支持依据：无炎症性肠病典型症状，已知的溃疡不在炎症性肠病好发部位，无结肠镜检查结果支持，且其溃病形态与炎性肠病形态不一致。

思考☞ 腹泻的常见病因有哪些？

答：急性腹泻的常见原因包括细菌感染、病毒感染、食物中毒、消化不良、饮食不当致胃肠道功能紊乱、旅游者腹泻等。慢性腹泻的常见原因包括肠道感染性疾病（慢性阿米巴痢疾、慢性细菌性疾病、肠结核等）、肠道非感染性炎症（炎症性肠病、放射性肠炎、缺血性肠炎、憩室炎、尿毒症性肠炎等）、肿瘤（大肠癌、结肠腺瘤病、小肠恶性淋巴瘤、氨前体摄取脱羧细胞瘤、胃泌素瘤、类癌等）、小肠吸收不良、运动性腹泻、肠蠕动紊乱、药源性腹泻等。

2. 还需要做哪些检查？

（1）大便病原学检查：肠道菌群分析、大便培养等，明确有无消化道病原体感染。

（2）肿瘤标记物：AFP、CEA、CA19－9等。

（3）血清胃泌素、血甲状旁腺激素、泌乳素等：了解有无单发胃泌素瘤或Ⅰ型多发性内分泌瘤综合征（MEN－1）的可能。

（4）结肠镜、腹部CT。

（5）骨髓穿刺：明确贫血原因，排查有无血液系统疾病。

（6）术前相关检查：如肝肾功能、离子、血糖、胸片、心电图、血凝全套及术前感染四项。

3. 该患者是否需要急诊手术探查?

印象☞ 不需急诊手术探查。

思考☞ 该患者目前生命体征平稳，主要表现为腹泻，次数较多，暂无严重危及生命的症状及体征，且患者未曾接受过规范的抗消化道溃疡治疗，故可在保守治疗的同时积极完善上述各项检查，尽快明确诊断。目前暂不需急诊手术探查。

病例预后

检查结果: 空腹血清胃泌素225pg/ml；进一步行钙输注试验，2.5小时后血清胃泌素达最高峰1378pg/ml，呈阳性反应；骨髓象提示粒系和红系有病态造血表现；肿瘤标志物、甲状旁腺激素、泌乳素及术前相关检查均未见明显异常。腹部CT扫描发现胰头部位存在一0.5cm×0.5cm大小的可疑占位影，结肠镜检查未见明显器质性病变。

治疗过程及结果: 经补充铁剂后血象和骨髓象明显改善；腹泻症状在使用质子泵抑制剂（奥美拉唑40mg，2次/日）治疗后也得到控制，大便3次/日，为黄色软便。行手术探查并切除胰头部肿块，术后病理诊断：胃泌素瘤。术后恢复可，随访1年无明显不适。

最后诊断: 胃泌素瘤。

经验教训:

（1）对于长期反复腹泻患者，建议常规行血清胃泌素、血甲状旁腺激素、泌乳素及腹部超声、CT及结肠镜等检查，以早期明确诊断。

（2）胃泌素瘤致慢性失血性贫血，可依据检查结果分别按缺铁性贫血或营养不良性贫血给予对症治疗。

病例三

病例介绍

张某，女，65岁，农民，主因“反复呕血、腹痛、腹泻20余年”入院。

现病史：20余年前，患者无明显诱因出现腹痛、腹泻，大便糊状，3～5次/日，无黏液脓血，无发热、腹痛、黑便，无反酸、嗳气等，未行特殊处理，数日后出现呕血，量不多。就诊于当地医院，给予止血、止泻等治疗症状缓解出院。院外长期间断服用雷尼替丁，症状仍反复发作，期间多次胃镜检查均提示消化性溃疡。半年前，患者因“十二指肠球部溃疡穿孔”行十二指肠溃疡穿孔修补术。术后仍时有腹痛发作，2天前再发呕血1次，量约100ml，复查胃镜示十二指肠球部和降段多发性溃疡。上腹部增强CT示：胰腺钩突区有一2.1cm×3.3cm大小的肿块。门诊遂以“十二指肠溃疡、胰腺占位”收住院。患者近来精神、夜休尚可，食欲稍差，小便正常，大便偶为黑色，体力、体重未见明显变化。

既往史：家族中父亲有类似病史（未诊治），余无特殊。

入院查体：患者生命体征平稳，神志清楚，贫血貌，浅表淋巴结无肿大。心肺检查未见明显异常。腹软，剑突下轻压痛，无肌紧张、反跳痛，未扪及腹部包块，肝脾肋下未触及。移动性浊音（-）。肠鸣音活跃。

辅助检查：胃镜示十二指肠球部和降段多发性溃疡；上腹部CT示：胰腺钩突区有一2.1cm×3.3cm大小的实性肿块，肝内数个低密度影，囊肿可能性大。

病例分析

1. 首先考虑哪些诊断？

印象☞ 胰腺占位性病变（胰腺癌？胃泌素瘤？）

（1）胰腺癌

支持依据：老年女性，腹部CT可见明确胰腺占位，有腹痛、腹泻症状。

不支持依据：病程长达20年，消化道溃疡多发且呕血、腹痛、腹泻等症状反复发作。

（2）胃泌素瘤

支持依据：患者病史长，症状以呕血、腹痛、水样腹泻为主，溃疡顽固、多发，且占位位于胃泌素瘤好发部位。

不支持依据：需辅助检查进一步明确。

思考☞ 什么是胰腺癌？

胰腺癌（pancreatic carcinoma）临床上主要指胰外分泌腺腺癌，为胰腺恶性肿瘤中最常见的一种，好发于胰头部。本病多发于中老年人，男性患者较绝经前的妇女多，绝经后妇女与男性发病率相仿。常见的临床表现主要有疼痛、体重减轻、黄疸、腹部包块、消化不良、消化道出血、症状性糖尿病等，胰腺超声、CT、MRI、逆行胰胆管造影（ERCP）、CT或超声引导下细针抽吸

(FNA) 等均可用于胰腺癌的诊断，目前手术治疗仍是唯一可能治愈胰腺癌的方法。本病发病隐匿，发现晚，预后很差，死亡率极高。

2. 还需要做哪些检查？

(1) 肿瘤标记物：AFP、CEA、CA19 - 9 等，帮助诊断或排除肿瘤。

(2) 血清胃泌素、血清甲状旁腺激素、泌乳素等：了解有无单发胃泌素瘤或 I 型多发性内分泌瘤综合征 (MEN - 1) 的可能。

(3) 垂体 MRI、甲状腺 B 超、生长抑素受体核素显像等：协助排查可疑诊断。

(4) 必要时行 CT 或 B 超引导下胰腺占位细针穿刺活检。

(5) 术前相关检查：因患者可能需要行手术治疗，需完善术前相关检查，如血尿粪常规、血生化、胸片、心电图、血凝全套及术前感染四项。

3. 该患者是否需要急诊手术探查？

印象☞ 暂不行急诊手术探查。

思考☞ 该患者目前生命体征平稳，主要表现为腹痛、腹泻，呕血量不大，且肝脏可见多个低密度影，不除外转移可能，可在保守治疗的同时积极完善上述各项检查，尽快明确诊断及肝脏病灶性质，视检查结果决定保守或手术治疗，故目前暂不需急诊手术探查。

病例预后

检查结果： 血清胃泌素 1275ng/L，进一步行胃液分析提示：基础酸排量（BAO）26.5mmol/h，最大酸排量（MAO）32.6mmol/h，BAO：MAO 为 0.81。血钙 3.16mmol/L，甲状旁腺激素明显升高（470pg/ml），甲状腺 B 超可见肿大的甲状旁腺。肿瘤标志物、血清泌乳素、垂体 MRI 及术前相关检查未见明显异常。

治疗过程及结果：结合患者病史及各项检查结果，诊断多发性内分泌肿瘤Ⅰ型（MEN－1）胃泌素瘤，因肝脏多发转移病灶，已失去手术机会，嘱长期口服足量抗酸剂（埃索美拉唑 40mg，1 次/日）。门诊随访 1 年，患者无呕血，胃镜见十二指肠降部溃疡，较前好转。

最后诊断：多发性内分泌肿瘤Ⅰ型胃泌素瘤。

经验教训：

（1）当有呕血、腹痛、腹泻等反复发作病史时，一定要考虑到胃泌素瘤的可能，切勿延误病情。

（2）发现胰腺占位性病变时，各项鉴别诊断逐一排除，必要时可行胰腺穿刺活检。

（3）多发性内分泌肿瘤Ⅰ型胃泌素瘤为常染色体显性遗传，需详细追问患者家族史，确诊后必要时建议家族中高危人群门诊排查。

二、病例讨论

1. 胃泌素瘤的概念是什么？

胃泌素瘤是一种能够分泌胃泌素的肿瘤，好发于“胃泌素瘤三角区”，年发病率约 1/100 万，35～65 岁好发，男女比例为 3∶2。其病因不明，可能来源于胰腺的 α_1 细胞。临床上主要以其高胃泌素血症所致胃液、胃酸分泌过多而导致的多发、难治、部位不典型的以消化性溃疡和（或）腹泻等症状群为主的疾病。该病最早由Zollinger 和 Ellison 描述，故也称为 Zollinger – Ellison综合征。

2. 什么是胃泌素瘤三角区？

胃泌素瘤三角上方为胆囊管和胆总管的交点，中间是胰腺颈、体连接部，下方则为十二指肠第 2、3 部结合点，80% ~90% 的胃泌素瘤发生于该三角区内。胃泌素瘤的主要好发位置为胰腺和十二指肠，其次还可发生于肝、肾、胃、肠系膜、淋巴结和卵巢等部位，亦有心脏、网膜、空肠、胆总管等处的少见报道。

3. 胃泌素瘤主要分为哪几种类型？

目前主要分为两种类型：

（1）单发型，较多见，倾向于恶性腺癌。

（2）Ⅰ型多发性内分泌瘤综合征（mutiple endocrine neoplasia typeⅠ，MEN –1）中的胃泌素瘤，较少见，多为良性腺瘤，常有家族史，为常染色体显性遗传，为 11 号染色体 q13 变异所致，多伴有全身其他部位的内分泌肿瘤如甲状旁腺增生或肿瘤、胰腺内分泌肿瘤、垂体肿瘤等。

4. 胃泌素瘤病理学检查有什么特点？

胃泌素瘤一般均有包膜，包膜可完整或不完整，其切面呈均质灰白色，肿瘤较大时，切面可有出血、坏死、囊变等。镜下可见腺泡组织排列弥漫成片或呈索、巢、带状分布，免疫组织化学染色可见胃泌素瘤颗粒及嗜铬素（chromogranin A）呈阳性。有 60% ~90% 的胃泌素瘤为恶性，而通过病理检查并不能鉴别其良、恶性，肿瘤细胞浸润周围组织和（或）发生转移为目前确定肿瘤为恶性的唯一方法。通常胰腺胃泌素瘤肝转移多见，而十二指肠胃泌素瘤周围淋巴结转移较多见。

5. 胃泌素瘤的主要临床表现有哪些？

（1）腹痛：为胃泌素瘤最常见的症状，常为较严重的持续性进行性腹痛，多数由消化性溃疡引起，少数由胃酸反流至食管引起。75%的溃疡发生在十二指肠球部及胃窦小弯侧，另有25%的溃疡发生部位不典型，如食管下段、球后十二指肠降段和水平段或空肠近端。溃疡可为单个或多个，直径一般 <1cm，小部分可 >2cm，常规抑酸、根治幽门螺杆菌等药物治疗及手术治疗疗效均欠佳，且易出现穿孔、出血、幽门梗阻等并发症。

（2）腹泻：发生率仅次于腹痛，60%～70%，其中10%～20%的患者以腹泻为首发症状，甚至是本病的唯一症状。表现为大量水样腹泻或脂肪泻，每日可达数十次，量可达2500～10 000ml，严重者可出现水、电解质和酸碱平衡紊乱。其发生原因包括：①大量胃液进入肠腔刺激肠蠕动；②大量胃酸破坏肠黏膜上皮细胞、灭活胰脂酶的同时使十二指肠及上端空肠的结合胆酸减少，导致脂肪和其他营养物质吸收障碍。

（3）对于MEN－1中胃泌素瘤的患者，除有上述胃泌素瘤的一般表现外，还可能出现其他内分泌腺体功能亢进的相关临床表现。如甲状旁腺亢进导致的高钙血症、肾结石，胰岛细胞瘤导致的低血糖，垂体腺瘤出现肢端肥大症、溢乳、性功能减退等症状。

6. 如何诊断胃泌素瘤？

其诊断包括临床诊断、定性诊断和定位诊断。

（1）临床诊断：有下列临床表现者高度提示胃泌素瘤的诊断：

①溃疡多发，通常抗溃疡治疗无效，部位不典型，溃疡术后迅速复发。

②有消化性溃疡并发不明原因腹泻。

③胃镜可见胃黏膜皱襞异常粗大。

④消化性溃疡并伴有内分泌疾病家族史。

⑤多次出现出血、穿孔或幽门梗阻及食管狭窄等并发症的消化性溃疡。

（2）定性诊断

①胃液分析：夜间12小时分泌胃液总量超过1000ml，空腹胃液pH<2.5，绝大多数患者基础酸分泌量（BAO）>15mmol/L，行迷走神经切断术或胃大部切除术后常>5mmol/L，BAO/MAO>60%。

②血清胃泌素测定：空腹血清胃泌素浓度>1000pg/ml，并伴有相应临床症状和胃酸高分泌者，可确诊胃泌素瘤。

③激发试验：主要针对临床怀疑本病而血清胃泌素水平升高不显著者（150~1000pg/ml），其包括：

❖促胰泌素刺激试验：促胰泌素2U/kg静脉注射，分别采集注射前5分钟及注射后2分钟、5分钟、10分钟的血样本进行血清胃泌素浓度测定。注射前后血清胃泌素浓度升高200pg/ml以上为阳性，常见于胃泌素瘤患者。该方法为激发试验中最有价值的一种。

❖钙输注试验：葡萄糖酸钙按每小时5mg/kg的剂量静脉滴注3小时，并自注射前30分钟开始每隔30分钟采集血样测定血清胃泌素浓度。胃泌素瘤患者一般在注射后3小时血清胃泌素浓度达到高峰，可升高400pg/ml以上。此试验可应用于临床疑诊本病而促胰泌素刺激试验可疑者。高钙血症为本试验禁忌证。

❖标准试餐试验：患者空腹口服标准试餐，1片面包、200ml牛奶、1只熟鸡蛋、50g乳酪（共含脂肪20g、蛋白质30g、碳水化合物25g），自餐前15分钟至餐后90分钟每隔15分钟采血化验血清胃泌素浓度。胃泌素瘤患者其血清胃泌素浓度仅少量增加，十二指肠溃疡患者呈中度增加，而胃窦G细胞功能亢进的患者可增加2倍以上。

（3）定位诊断

①超声、CT、MRI核素扫描：对瘤体的定位、大小有一定诊断价值，但对于肿瘤较小者阳性率低。

②内镜及超声内镜检查：应用内镜可直观地观察上消化道情况，及时发现溃疡、黏膜皱襞异常等。超声内镜主要用于胰腺胃泌素瘤的诊断，最小可发现2～3mm的病损，对于十二指肠胃泌素瘤的检出率较低。

③选择性血管造影：选择性腹腔和肝动脉造影对胃泌素瘤的定位及转移情况判定有帮助，但对于瘤体较小者敏感性低。

④经皮经肝门静脉插管采血测胃泌素浓度：当各类影像检查阴性时考虑应用。

⑤手术探查：如患者无手术禁忌及多处肝转移情况，可行手术探查。

7. 胃泌素瘤的鉴别诊断包括哪些?

（1）消化性溃疡：以单个溃疡或胃、十二指肠各一个溃疡的复合性溃疡多见，而胃泌素瘤以多发性溃疡常见。

（2）胃癌：胃癌合并十二指肠溃疡较少见，也无高胃酸和高胃泌素分泌特征，胃镜下取活检行病理组织学检查有助于诊断。

8. 胃泌素瘤的治疗手段包括哪些？

本病治疗主要包括手术治疗和药物治疗。因胃泌素瘤大多为恶性，故手术切除肿瘤为本病主要的也是根本的治疗手段；对于无法彻底切除肿瘤而又不能或不愿接受终身药物治疗的患者，可考虑胃全切术或近端迷走神经切断术；肝动脉栓塞是一种对胃泌素瘤肝转移的姑息疗法，但其时效短，副作用相对较多，临床应用并不广泛。对于不能发现肿瘤或肿瘤不能完全切除以及有手术禁忌或拒绝手术的患者主要行药物保守治疗，对于已发生浸润和转移的肿瘤可应用化疗药物治疗。

9. 胃泌素瘤的手术方式有哪些？

（1）肿瘤切除：最佳适应证为单个、无转移的胃泌素瘤，手术切除是唯一的根治性方法。随着术前定位诊断方法的不断改进，肿瘤定位诊断率有了很大提高，有20%～45%的患者通过彻底切除原发肿瘤达到了治愈的目的。目前一致认为应尽量明确肿瘤定位，尽早实施根治性手术，争取将病灶切除干净。手术方式取决于肿瘤的位置：对于十二指肠单发肿瘤，可仅行肿瘤切除术；胰头部单发肿瘤可行肿瘤摘除术；发生于胰体尾部的肿瘤可行胰体尾部切除术。术中应常规切除胰十二指肠周围淋巴结以清除隐匿性病灶。

下列情况应行胰十二指肠切除术（Whipple 手术）：

①十二指肠多发肿瘤或胰头和十二指肠同时存在多发性肿瘤。

②无法摘除的胰头部巨大肿瘤。

③术前定位诊断提示肿瘤位于胰头十二指肠区，但术中未能发现肿瘤者。

④胰头十二指肠周围多发淋巴结转移。

肝转移灶较局限的患者，可行肝叶切除术。约 50% 的患者术前定位不明确而需要进行仔细的腹腔探查。探查区域包括胃泌素瘤三角区、大小网膜、胰体、胰尾、脾门、腹腔动脉干、肠系膜根部、十二指肠曲、肝脏及后腹膜等处，对于女性患者还应探查双侧卵巢，同时还可选择适当的术中定位手段辅助定位，如术中超声、术中内镜十二指肠透照等对肿瘤进行定位。

（2）全胃切除：完全切除胃酸分泌的部位，目前全胃切除仅限于无法彻底切除肿瘤而又不能或不愿接受终身药物治疗的患者，以及术后效果不佳且随访有困难的患者。

（3）迷走神经切除术：自从质子泵抑制剂应用于临床以来，该手术已渐少应用。其能够减少胃酸分泌，并能增强 H_2 受体拮抗药作用从而减少用药剂量，但有时会出现严重的溃疡性食管炎。

（4）胃泌素瘤伴 MEN－1 的治疗：有甲状旁腺亢进的 MEN－1 患者首先应行甲状旁腺切除术。因多数胃泌素瘤有恶性倾向，切除肿瘤可减少肝转移率。故有人主张辅助检查提示肿瘤存在，应予手术探查，术中应作相应切除。如为胰头内肿瘤可行摘除，对胰体、尾部肿瘤可切除或行胰腺远侧 2/3 切除术，但不宜施行 Whipple 手术。

10. 胃泌素瘤内科治疗的目的及手段主要包括哪些？

内科治疗的目的主要是减轻临床症状、抑制胃酸分泌以及防止消化性溃疡，治疗的基础主要是抑制胃酸分泌药物的使用。所有胃泌素瘤患者应定期滴定胃酸浓度以决定制酸药的用量，一般下一次给药前应将胃酸分泌控制在低于10mmol/h水平。

（1）质子泵抑制剂：有强大的抑酸作用，能明显减轻胃酸分泌过多引起的各种症状，是治疗胃泌素瘤的首选药物。

（2）H_2 受体拮抗剂：降低胃酸分泌，促进溃疡愈合，缓解临床症状。

（3）生长抑素：有效抑制胃泌素分泌。

（4）化疗药物：常用的化疗药物包括链佐星、阿霉素、5－氟尿嘧啶等，短期内有改善症状的效果，但对于生存期的延长无明显作用。

11. 胃泌素瘤患者随访过程中应注意什么？

胃泌素瘤切除术后，需每年进行评估，包括病史、查体，空腹血清胃泌素水平、胃酸分泌测定及促胰泌素刺激实验。空腹胃泌素水平进行性增高应警惕肿瘤复发的可能。其中胰泌素激发实验尤为重要。对未能找到原发病灶或无法完全切除胃泌素瘤的患者，除不行促胰泌素刺激实验外，监测方法同前。此外，在未能定位肿瘤的患者中应定期评估，包括每2～3年行影像学检查以找到肿瘤并行手术切除。

12. 胃泌素瘤的预后如何？

胃泌素瘤的预后较好，近年的研究已证实，手术能够改变肿瘤的自然病程，部分患者可获得终生治愈。对于完全切除胃泌素瘤的患者，其 10 年生存率为 90% ~ 100%，即使有淋巴结转移，肿瘤完全切除者其 10 年生存率也在 85% 以上。全胃切除术作为择期手术时手术死亡率约 5%，而作为急症手术时其死亡率可高达 50%，一般为 20% 左右。全胃切除术后患者 1 年生存率约 75%，5 年生存率约 55%，10 年生存率约 42%，死亡患者中约半数死于肿瘤，其中胃泌素瘤的肝转移为患者死亡的主要原因。

小肠间质瘤

小肠间质瘤是原发于小肠的胃肠道间质瘤（gastrointestinal stromal tumor，GIST），是消化道常见的间叶组织源性肿瘤。小肠间质瘤可分为良性、潜在恶性、恶性。小肠间质瘤的检查诊断、治疗手段的选择、手术原则和术后辅助治疗是本章内容的重点。

本章结合临床病例的诊治过程和结果，介绍了该病的病因、临床症状、诊断依据、鉴别诊断和有效的治疗方法、术后辅助治疗等方面的相关知识。

一、病例分析

病例介绍

刘某，男，48岁，退休职工，主因“间断性黑便3年，再次发作半月”入院。

现病史：患者3年前无明显诱因出现便血，初为黑色便，量不多，后为大量鲜红色血便，无黏液脓便，当时无腹痛腹胀、里急后重，无恶心呕吐、发热寒战，患者便后感头晕、乏力，随后晕厥、意识不清，急诊至当地医院，行胃、肠镜检查均未发现异常，输血共1600ml，并静脉给予止血药物，便血停止后出院。2年前患者再发上述症状，但无明显头晕、乏力、晕厥，当时解黑便1次，量不多，约50g，患者自行服用“云南白药胶囊”数日后大便转黄。1年半前患者无明显诱因再发便血，为黑便，至当地医院就诊行胃镜检查示萎缩性胃炎。病理示：轻度慢性萎缩性胃炎，伴灶性肠化。结肠镜示：降结肠小息肉。给予抑酸、止血等治疗后好转出院。半月前再发上述症状，自行服“云南白药”无缓解，现为进一步明确出血原因至我院门诊就诊。发病以来患者精神、食欲、体力、睡眠均欠佳，小便正常。体重未见明显减轻。

入院查体：体温36.7℃，脉搏80次/分，呼吸19次/分，血压110/60mmHg，患者神志清楚，呈贫血面容，巩膜及全身皮肤无黄染，心肺听诊未见明显异常，腹部平坦，未见胃肠型及蠕动波，全腹无压痛、反跳痛、肌紧张，未扪及明显包块移动性浊音阴性。

实验室检验：白细胞计数 4.74×10^9/L，中性粒细胞 70.9%，红细胞计数 4.07×10^9/L，血红蛋白 79g/L，血细胞比容 0.296。凝血指标未见明显异常。肿瘤指标：AFP、CEA、CA19－9、CA125 均在正常范围。

影像学检查：腹部 CT 示：左肾多发小囊肿，肝胆胰脾未见异常。胸片示：心肺膈未见异常。腹部立位平片未见异常。

病例分析

1. 首先考虑哪些诊断？

印象☞ 贫血（消化道出血），左肾囊肿。

支持依据：患者初为黑便、后为大量鲜血便，伴有头晕乏力，查体见贫血貌，血压有下降趋势，血常规示中度贫血。

不支持依据：胃镜及结肠镜均未查见出血灶，目前尚无法确定出血的部位和性质。

思考☞ 患者中年男性，主因间断性黑便就诊。根据病史及临床表现，可以判定为消化道出血，那么就要考虑：①出血部位：是上消化道出血还是下消化道出血？出血位置在胃、十二指肠、小肠，还是结直肠？考虑患者经常黑便，出血量大时为红色血便，出血位置可能靠近上消化道。②出血性质：是消化道本身的炎症、肿瘤、血管病变等因素引起，还是因全身性疾病所累？患者既往体健，没有血液病史，CT 检查排除了肝胆胰疾病，出血原因锁定在消化道本身，那么，是消化道的炎症、肿瘤还是畸形呢？需要进一步的检查。

2. 还需要做哪些检查？

患者曾在当地做过胃镜检查，示轻度慢性萎缩性胃炎。基本可以排除上消化道的出血。

当地结肠镜示患者有结肠息肉，那么是它们引起了出血吗？结肠镜报告在降结肠有一 0.3cm 大小单个半球形黏膜隆起，光滑质软。此结果不支持结直肠病变导致出血。

由此判断小肠出血的可能性大。小肠出血的原因很多：炎症、肠套叠、小肠肿瘤、息肉病及血管畸形。患者发病时没有明显的腹痛，不支持炎症和肠套叠；最大的可能就是小肠的肿瘤和血管畸形。

进一步检查可做小肠镜和小肠血管造影。本病例已过急性出血期，血管造影难以看到造影剂外溢征象，对确定出血部位有影响；而小肠镜为无创检查，既可在术前定位，还可在术中配合定位，可做首选。

最后小肠镜检查结果显示：小肠镜经口进镜入空肠距屈氏韧带约 200cm，见一 4cm × 4cm 球形黏膜隆起，顶部见一线形凹陷，底有白苔，表面充血糜烂，余所见肠黏膜未见明显异常。内镜诊断：疑似小肠间质瘤。至此已基本确定出血原因，肿瘤具体性质需由病理最后确诊。考虑患者多次反复大量出血，保守治疗效果不佳，已有手术指征。拟完善术前检查，积极术前准备。

3. 是否需要急诊手术？

印象☞ 患者来我院时，急性出血已基本停止，但出血病因仍在，很可能再次大出血，因此有急诊手术指征。根据小肠镜确定的肿瘤位置和大小情况，可考虑行腹腔镜探查、肠切除、肠吻合术。

思考☞ 患者为中年男性，反复消化道大量出血，已有血压下降及贫血表现，手术虽有风险，但患者年轻，无其他疾病史，各脏器功能对手术、麻醉的耐受情况较好，且内镜已明确出血原因和肿瘤部位，可在腹腔镜下探明病变情况，采取相应的手术方式。若继续选择保守治疗，则很可能再次发生消化道大出血，甚至导致失血性休克等严重情况。

病例预后

检查结果：小肠镜检查结果：疑似小肠间质瘤出血。

治疗过程及结果：患者入院后经术前准备，行腹腔镜探查，肝胆胃与结肠均未见异常，发现距屈氏韧带约200cm处空肠可见4cm×4cm的包块，向肠腔外生长，部分已穿透浆膜层，包块光滑，肠腔稍狭窄，其余肠管如常。决定行肠切除肠吻合术。遂在腹腔镜下提起病变部位小肠，确定切除范围后，断扎血管弓，分离系膜，至肿瘤上下端各12厘米处作为肠管切断处，开一长约5cm的腹部切口，将小肠提出腹腔外，按预定部位切断肠管，端端吻合。手术时间70分钟，术中未输血。术后病理提示：中等恶性肠间质瘤。术后患者恢复顺利，出院后服用格列卫巩固治疗，随访一年，未再发作。

最后诊断：小肠间质瘤，失血性贫血，左肾囊肿。

经验教训：

1. 由于解剖学特点，常规内镜检查无论是经口还是经肛部很难观察到小肠间质瘤的具体部位，更因无法活检而难以定性和治疗，漏诊误诊率较高，请有经验的专业医师做小肠镜检查对明确诊断有很大助益。

2. 小肠间质瘤具有恶性肿瘤特征，要注意应用术后辅助治疗，特别是靶向治疗。

二、病例讨论

1. 小肠间质瘤的概念是什么?

小肠间质瘤是原发于小肠的胃肠道间质瘤（gastrointestinal stromal tumor，GIST）。GIST 是胃肠道最常见的间叶源性肿瘤，组织学上由梭形细胞、上皮样细胞、偶或多形性细胞排列成束状或弥漫状图像，通常 CD117、DOG－1 免疫组化表达阳性。由突变的 c－kit 血小板源性生长因子受体（PDGFRA）基因驱动。GIST 的发病率不高，为 1/10 万～2/10 万。但是 GIST 却是最常见的胃肠道间叶源性肿瘤。目前估计 GIST 占全部胃肠道肿瘤的 1%～3%，占全部肉瘤的 5%，占胃肠道间叶来源肿瘤的 80%，因此，对于胃肠道非上皮性肿瘤首先要考虑 GIST。GIST 多见于中年及老年人，40 岁以前少见，发病的中位年龄为 50～65 岁。据统计有 60%～70% 发生在胃，20%～30% 发生在小肠，不足 10% 发生在食管、结肠及直肠，男女性别无差异，GIST 也可能发生于网膜和肠系膜。

由于解剖学特点，无论是从上还是从下，常规内镜检查都很难观察到此小肠间质瘤部位，更因无法活检而难以定性和治疗，这个“消化盲区”长期困惑着不少临床医生，漏诊误诊率较高。

2. GIST 的病因和发病机制是什么?

胃肠道间质瘤是一种少见的可危及生命的胃肠道癌症，其主要病因是使细胞生长失控并发生癌变的异常KIT蛋白质。其发病机制目前尚未明确，间质瘤细胞生长和存活均需 c－kit 酪氨酸酶活化。目前的研究认为：胃肠道间质瘤是由于原癌基因 c－kit（CD117）或 PDGFRA（血小板衍化生长因子受体）发生基因突变，使受体酪氨酸激酶活化，引发细胞增殖失控和凋亡抑制，从而导致肿瘤形成和进展。针对此发病机制已研制了相应的靶向药物应用于临床，格列卫（伊马替尼，imatinib）就是此机制中的关键酶——酪氨酸激酶的抑制剂。

3. GIST 的临床表现是什么?

（1）胃肠道间质瘤的临床表现无特异性，常以腹痛、腹部不适就诊。临床症状与肿瘤部位及大小有关。胃肠道出血或腹部包块多见，消化道梗阻较少见，这与肿瘤易侵犯黏膜形成溃疡和向腹腔生长有关。

（2）淋巴结转移少见，约 3.7%（46 例）。因此，一般认为不需淋巴结清扫。

（3）胃肠间质瘤极易种植。因此，对于术前未确诊者术中应在完整切除肿瘤后行快速冰冻病理活检，有助于判断肿瘤的来源是间叶组织还是上皮组织，以决定手术方案。

（4）胃肠间质瘤是一种侵袭性肿瘤，有“良”、恶性区别。实际上“良性”也是低度恶性，都有远处转移的危险。因此，早期进行外科手术治疗有利于预后。

4. GIST 的常用检查手段是什么？

（1）全消化道钡餐或水溶性造影：对于明确病变部位和组织来源有重要意义，对肠腔内病变及黏膜情况显示较好。

（2）内镜检查：可以细致地观察黏膜皱襞的改变，同时进行活检。还有内镜超声（EUS）、胶囊内镜等技术，内镜超声引导下的针吸活检术（EUSFNA），既可直接取得组织进行病理诊断及免疫组织化学的检测，又避免了经皮穿刺活检引起腹膜种植的可能。由于 GIST 为间叶起源，大部分呈现黏膜下生长，常规内镜活检诊断较困难，EUSFNA 技术有其优势。

（3）CT：其特点为不规则软组织肿块，与肠壁或肠腔关系密切。原则上要求增强扫描，如有禁忌，建议改行 MRI。

（4）超声：超声诊断对于病变组织来源及肿瘤与周围组织关系的判断不如以上影像学诊断方法，可能与超声检查易受肠道气体和腹部脂肪干扰有关。

（5）磁共振和血管造影技术：均有发展前景。选拔性血管性造影能清楚地显示肿瘤的位置、大小和出血部位。

（6）PET－CT（CT 合并正电子发射断层扫描）检查：对胃肠间质瘤有独特的诊断价值，最近用于判断靶向药物格列卫（glivec）的疗效，更显示其优越性，可以预测进一步的治疗反应。

（7）MRI：具有高软组织分辨率和组织含水量敏感的特点，可较 CT 平扫更敏感地检出病变，及发现囊变、黏液变等早期组织学改变。是除 PET 外，另一项可提供功能定量指标的影像学手段。磁共振扩散加权成像（DW－MRI）是其中研究较为成熟的技术之一。但其确切临床意义有待进一步证实。

（8）病理切片：确诊主要依靠病理切片检查。由于GIST大多在黏膜层以下，胃镜或肠镜无法有效活检，故术前行病理检查确诊比较困难，一般是根据临床特点进行临床诊断，术后再进行病理确诊；有时需要术中冰冻以确定最终的手术方案。

（9）免疫组化染色检查：CD117阳性率95%，DOG－1阳性率98%，CD34阳性率70%，α－SMA阳性率40%、S－100蛋白阳性率5%，Desmin阳性率2%。

5. GIST的诊断标准是什么？

根据患者消化道出血等临床表现，结合内镜检查的非黏膜发生肿瘤结果，CT或内镜超声显示的发生于胃肠道壁的肿瘤，可做出初步的诊断。消化道造影可帮助诊断肿瘤在胃肠道的确切位置及大致范围。但临床诊断不足以确诊胃肠间质瘤。其确诊最终需病理切片及免疫组化的结果。

GIST的组织学分类：依据细胞形态可分为梭形细胞型（70%）、上皮样细胞型（20%）和梭形细胞/上皮样细胞混合型（10%）三大类。

诊断思路及标准（图1）：①组织学形态符合GIST，CD117阳性的病例可做出GIST的诊断。②组织学形态符合GIST，CD117阴性、DOG－1阳性的肿瘤，可做出GIST的诊断。③组织学形态符合GIST，CD117、DOG－1阴性的肿瘤应交由专业分子生物学实验室检测存在c－kit或PDGFRA基因的突变，以协助明确GIST的诊断。如果存在基因突变，则可做出 GIST 的诊断。④组织学形态符合 GIST，CD117、DOG－1 阴性，且无基因突变的病例在排除其他肿瘤（如平滑肌肿瘤、神经源性肿瘤等）后也可做出 GIST 的诊断。

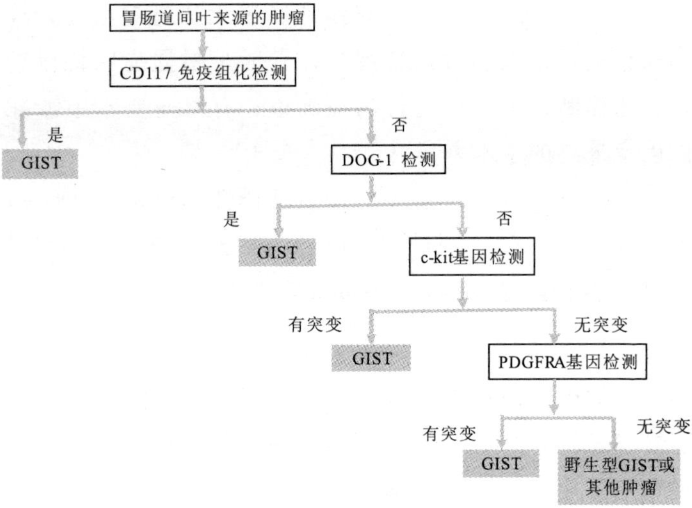

图 1　GIST 诊断思路及标准

6. GIST **鉴别诊断是什么？**

应与肠结核、小肠癌、淋巴瘤及平滑肌瘤相鉴别。

（1）肠结核主要表现为肠道狭窄及周围粘连，无明显肿块影及浸润性生长表现。

（2）小肠癌以黏膜破坏、中断，肠壁不规则增厚及肠腔向心性狭窄为主。

（3）淋巴瘤的肠壁广泛增厚呈“夹心面包”样改变和（或）肠腔呈主动脉瘤样扩张。

（4）平滑肌类肿瘤可表现为黏膜变平、腔内充盈缺损及溃疡等，但不规则肠腔半壁消失、范围大而不规则的外生性肿块和多发性低密度病灶。

7. GIST的危险分级和病理分期是什么？

（1）原发完全切除GIST的危险度评估

局限性GIST危险度的评估应该包括：肿瘤大小、核分裂象、原发肿瘤的部位及肿瘤是否发生破裂。2008年4月，美国国立卫生研究院（NIH）重新讨论了原发GIST切除后的风险分级，并形成共识（表1）。

表1 原发GIST切除后的风险分级（NIH 2008［26］）

危险度分级	肿瘤大小（cm）	核分裂数（每50个高倍视野）	肿瘤原发部位
极低	<2.0	≤5	任何
低	2.1~5.0	≤5	任何
中等	2.1~5.0	>5	胃
	2.1~5.0	6~10	非胃原发
	5.1~10.0	≤5	胃
高	Any	Any	肿瘤破裂
	>10	Any	任何
	Any	>10	任何
	>5.0	>5	任何
	2.1~5.0	>5	非胃原发
	5.1~10.0	≤5	非胃原发

（2）GIST的病理分期

高复发危险患者的判断依据是术后的病理结果和分期。小肠间质瘤的临床病理分期常用TGM分类系统。T代表原发瘤，T_1表示病灶局限，<5cm；T_2表示病变局

限，但是≥5cm；T_3 表示侵袭邻近器官或腹膜种植；T_4 表示肿瘤破裂。G代表肿瘤细胞分化，G_1 表示低级（分化好）；G_2 表示高级（分化差）。M代表远处转移，M_0 表示无远处转移；M_1 表示有远处转移。Ⅰ期为 $T_1G_1M_0$，Ⅱ期为 $T_2G_1M_0$，Ⅲ期为 $T_{1\sim3}G_2M_0$，ⅣA期则为 M_1 或不能切除的原发瘤，ⅣB期为肿瘤破裂（虽然肉眼所见的肿瘤能完全切除）。

8. GIST的外科治疗原则是什么？

结合2013年中国GIST诊疗共识，其外科治疗原则为：

（1）GIST的活检原则：估计手术能完整切除且不严重影响相关脏器功能者，可以直接手术；NCCN（美国国立综合癌症网络）指南已明确，如需要进行新辅助治疗，则需取活检；不适当的活检可能引起肿瘤的破溃、出血和增加肿瘤播散的危险。

1）手术前活检：①大多数可完整切除的GIST，手术前不推荐常规活检或穿刺；②需要联合多脏器切除者，或手术后可能影响功能的，术前应行活检明确病理诊断，以决定是进行手术还是先用术前药物治疗；③对于无法切除或估计难以获得 R_0 切除的病变，采用术前药物治疗时，应先进行活检；④经皮穿刺适用于肿瘤已经播散或复发的患者；⑤初发疑似GIST者，术前如需明确性质（如排除淋巴瘤），首选超声内镜引导下穿刺活检；⑥超声内镜引导下进行的穿刺活检，造成腔内种植的概率甚小；⑦直肠和盆腔肿物如需术前活检，推荐经直肠前壁穿刺活检；⑧活检应由有经验的医生进行。

2）细针活组织检查：在超声引导下细针穿刺

（EUS－FNA），与手术标本的免疫组化染色表达一致性达到91%，诊断准确性91%。对有高危EUS特征的患者不行穿刺活检，直接手术切除病灶。

3）内窥镜活组织检查：通过内窥镜下活检来明确病理诊断通常都不可行，因为只有GIST累及黏膜时才有可能取到肿瘤组织。活检导致的肿瘤出血会非常严重但很少发生。

4）术中冰冻活检：不推荐常规进行术中冰冻活检。除非手术中怀疑GIST周围有淋巴结转移或不能排除其他恶性肿瘤。

（2）GIST的手术适应证和禁忌证

1）肿瘤最大径线＞2cm的局限性GIST，原则上行手术切除；不能切除的局限性GIST，或临界可切除，但切除风险较大或严重影响脏器功能者，宜先行术前药物治疗，肿瘤缩小后再行手术。

2）肿瘤最大径线≤2cm的可疑局限性GIST，有症状者应手术。无症状的，合并黏膜溃疡的病灶，可经内镜下活检诊断GIST（胃十二指肠和结直肠部位），并建议手术。否则定期复查超声内镜，病灶增大则手术切除。

3）复发或转移性GIST，分以下几种情况区别对待：

①未经药物治疗，但估计能完全切除且手术风险不大，可考虑手术切除全部病灶。

②药物治疗有效且肿瘤维持稳定的复发或转移性GIST，估计所有复发转移病灶均可切除的情况下，可考虑手术切除全部病灶。

③局灶性进展的复发转移性GIST，鉴于靶向治疗下总体控制满意，只有单个或少数几个病灶进展，可考虑

谨慎选择全身情况良好的患者行手术切除。术中把进展病灶切除，并尽可能切除更多的转移灶，完成较满意的减瘤手术。

④药物治疗下全面性进展的复发转移性 GIST 不考虑手术治疗。

⑤姑息减瘤手术只限于能耐受手术，预计手术能改善患者生活质量的情况。

4）急诊手术适应证：完全性肠梗阻、消化道穿孔、保守治疗无效的消化道大出血以及肿瘤自发破裂引起腹腔大出血时，须行急诊手术，手术旨在解除外科急腹症情况。

5）手术禁忌证：难以纠正的凝血功能障碍以及合并心、肺等重要脏器功能不全而不能耐受全麻的患者。

（3）GIST 的手术原则及手术分类

1）手术原则

①手术目标是尽量争取 R_0 切除。如果初次手术仅为 R_1 切除，预计再次手术难度低并且风险可以控制，不会造成主要功能脏器的损伤，可以考虑二次手术。在完整切除肿瘤的同时，应避免肿瘤破裂和术中播散。GIST 很少发生淋巴结转移，除非有明确淋巴结转移迹象，否则不必常规清扫。

②肿瘤破溃出血：胃间质瘤破溃的一种原因为较少发生的自发性出血，另一种原因是手术中触摸肿瘤破溃出血。因此手术中探查要仔细，避免触摸肿瘤导致破溃。

③术后切缘阳性：根据目前的观点，切缘阳性并不一定再手术，可服用伊马替尼。

2）胃 GIST 手术：一般采取局部切除、胃次全切除或全胃切除，切缘 1～2cm 即可满足 R_0 要求。近端胃切除术适用于 GIST 切除缝合后可能造成贲门狭窄者。多病灶、巨大的 GIST 或同时伴发胃癌时可以采取全胃切除，否则应尽量避免全胃切除术。单灶性病变估计需全胃切除者可先行术前药物治疗；联合脏器切除应该在保障手术安全及充分考虑脏器功能的前提下达到 R_0 切除。胃淋巴结很少在间质瘤中转移，因此不主张行 D_2 根治术。另外，考虑到复发性肿块可在大网膜发生，因此，肿瘤≥10cm 或侵及浆膜层，可考虑行大网膜切除。

3）十二指肠 GIST 手术：手术中根据原发肿瘤的大小、部位、肿瘤与周围脏器的粘连程度以及有无瘤体破裂等情况来综合决定手术方式：①肿瘤直径 >5cm，且肿瘤位于十二指肠降部胰腺侧，距离十二指肠乳头 3cm 以内者，行胰十二指肠切除术为宜；②若肿瘤位于十二指肠降部外侧壁，距离十二指肠乳头较远，可行局部切除及肠壁修补；③十二指肠节段切除主要适用于十二指肠水平部或升部的 GIST，一般切除十二指肠 3 - 4 段及近端部分空肠，行十二指肠空肠端端吻合；④十二指肠球部或十二指肠乳头平面以上降部的 GIST，若切除十二指肠过多难以行修补和肠吻合，或修补后可能引起幽门管狭窄时，可行胃大部切除毕Ⅱ式吻合。

4）小肠 GIST 手术：行 R_0 切除切缘一般要求达 10cm；对于直径 2 ~ 3cm 的小肠间质瘤，如包膜完整、无出血坏死者可适当减少切缘距离。空肠间质瘤相对较小，切除后行小肠端端吻合即可，有时肿瘤与肠系膜血管成为一体，以空肠上段为多见。无法切除者，可药物治疗后再考虑二次手术。

5）直肠 GIST 手术：直肠 GIST，手术方式一般分为局部切除、直肠前切除、直肠腹会阴联合根治术。

距肛门 5cm 以上的病变可以应用经腹局部切除。较大的肿瘤局切后，要考虑创面缝合、管腔狭窄、术后剥离面广、影响神经、导致术后排尿困难而留置导尿管时间较长等相关问题。

距肛门 5cm 以下的病变可经肛行局部切除，适用于肿瘤直径不超过 5cm 者。若直径超过 5cm，建议先行药物治疗，肿瘤缩小后再行手术切除。

直肠前切除通常适用于肿瘤距肛门 5cm 以上，无法行局部切除的直肠 GIST。

近年来由于靶向药物的使用，腹会阴根治术日益减少，推荐适应证为：①药物治疗后肿瘤未见缩小；②肿瘤巨大，位于肛门 5cm 以下，且与直肠壁无法分离；③复发的病例，在经过一、二线药物治疗后，未见明显改善，影响排便功能时。

6）胃肠外 GIST 手术：目前认为，胃肠外 GIST 对于常规的放疗、化疗均不敏感，伊马替尼对于胃肠外间质瘤的作用尚无定论，因此外科手术仍为胃肠外间质瘤首选的治疗方式，推荐行病灶的整块完整切除，而手术治疗的彻底性也被认为与疾病预后密切相关。在部分患者中，肿瘤可与周围组织广泛粘连或播散，有时也可采用活检术或姑息性手术，以达到明确诊断或减瘤缓解症状的目的。

胃肠外的 GIST 理论上认为与来源于胃肠道的 GIST 尚有区别，但其病理形态仍属同类。此部位的间质瘤处理基本上同腹膜后肿瘤切除。

7）腹腔镜手术：腹腔镜手术容易引起肿瘤破裂导

致腹腔种植，所以不推荐常规应用。如果肿瘤直径≤2cm，可以考虑在有经验的中心进行腹腔镜切除。术中推荐使用“网兜”，避免肿瘤破裂播散。对于>5cm的肿瘤，除临床研究入组病例外，原则上不推荐进行腹腔镜手术。2009年，ESMO共识亦不推荐大间质瘤行腹腔镜手术。

(4) GIST的内镜下治疗原则

①治疗前，需行内镜下超声检查，以判断肿瘤的大小、来源层次、边界、包膜和血供情况以及是否伴有坏死。

②病灶直径在2cm以下，且无明显症状者，通常无内镜治疗指征，行定期超声内镜随访，每6~12月一次，了解病灶变化。

③内镜下GIST的可切除性评估：应根据病变部位、层次来源、生长类型、有无包膜及完整性、操作者的经验和技术能力等多重因素作综合判断。对于病变部位特殊、固有肌层来源、壁内或腔外生长、无固有肌层延续、包膜不完整、病灶内有坏死液化等情况，不主张内镜下切除。

9. GIST的保守治疗措施是什么?

(1) 对症治疗：纠正贫血、营养支持等。

(2) 放疗和化疗：因为本病倾向于复发和转移，所以临床也应用放疗、化疗作为辅助治疗，但效果欠理想。Goss (2000) 指出，GIST的大量化疗的治疗有效率几乎无一例外都小于5%，基于这些令人失望的结果，传统的细胞毒药物不可能被推荐为GIST标准治疗方案。

(3) 靶向药物治疗：分子靶向药物治疗的出现极大

地改变了间质瘤的治疗策略和预后。

10. GIST 的分子靶向药物治疗原则是什么?

依据 2013 年中国 GIST 诊疗指南，其分子靶向药物治疗原则为：

（1）GIST 术前治疗

1）术前治疗的意义：减小肿瘤体积，降低临床分期；缩小手术范围，避免不必要的联合脏器切除，降低手术风险，同时增加根治性切除机会；对于特殊部位的肿瘤，可保护重要脏器的功能；对于瘤体巨大，术中破裂出血风险较大的患者，减少医源性播散的可能；杀灭手术区域以外的亚临床转移灶；获得肿瘤体内药敏资料，为术后治疗的选择提供依据。

2）术前治疗的适应证：①术前估计难以达到 R_0 切除；②肿瘤体积巨大（>10cm），术中易出血、破裂，可能造成医源性播散；③特殊部位的肿瘤（如胃食管结合部、十二指肠、低位直肠等），手术易损害重要脏器的功能；④肿瘤虽可以切除，但估计手术风险较大，术后复发率、死亡率较高；⑤估计需要多脏器联合切除。

3）术前治疗时间、治疗剂量及手术时机选择：伊马替尼术前治疗 6 个月左右施行手术比较适宜。过度延长术前治疗时间可能导致继发性耐药。肿瘤进展的患者，如可完整切除病灶，应及时停用药物，准备手术治疗。

伊马替尼推荐术前治疗初始剂量为 400mg/d。对于疾病进展患者，应综合评估病情，尚可手术者应及早手术干预；不能手术者，建议增加治疗剂量至 600～800mg/d，或改用舒尼替尼，如可获得肿瘤缓解，还可考虑手术。

4）术前停药时间及术后治疗时间：建议术前1~2周停药，待患者一般情况良好，胃肠道功能、骨髓造血功能及生化指标恢复正常后，可考虑行手术治疗。而术后原则上只要患者胃肠道功能恢复且能耐受药物治疗，应尽快行术后药物治疗。对于R_0切除者，手术后药物维持时间可参考辅助治疗标准；对于姑息性切除或转移、复发患者（无论是否达到R_0切除），术后治疗与复发/转移未手术的GIST患者相似。

（2）GIST术后辅助治疗：目前推荐中高危复发风险患者是辅助治疗的适应人群。有研究提示不同基因突变类型患者辅助治疗获益存在差异，但目前尚未明确推荐基因突变类型作为辅助治疗的适应证。

尚未有明确的证据确定辅助治疗的最佳时限，目前推荐：对于中危患者，应至少给予伊马替尼辅助治疗1年；高危患者，辅助治疗时间至少2年；最终的服药时限需要等待进一步的临床研究数据。

推荐伊马替尼辅助治疗剂量为400mg/d。

（3）转移复发/不可切除GIST的治疗

1）伊马替尼一线治疗：伊马替尼是转移复发/不可切除GIST的一线治疗，初始推荐剂量为400mg/d。c-kit外显子9突变患者，初始治疗推荐给予高剂量伊马替尼。EORTC62005研究中，外显子9突变患者初始治疗伊马替尼800mg/d对比400mg/d获得了更长的无进展生存期。鉴于国内临床实践中，多数患者无法耐受伊马替尼800mg/d治疗，因此推荐c-kit外显子9突变中国GIST患者，初始治疗可给予伊马替尼600mg/d。

对于转移复发/不可切除GIST，如伊马替尼治疗有效，应持续用药，直至疾病进展或因不良反应不能耐受。法国肉瘤组的 BFR14 临床研究结果显示，中断伊马替尼治疗将导致疾病快速进展。

伊马替尼引起的绝大多数不良反应为轻至中度，多在用药的前 8 周出现，呈一过性、自限性，对症治疗即可，如需减量，伊马替尼用量不应低于 300mg/d。常见的不良反应包括水肿、胃肠道反应、白细胞减少、贫血、皮疹、肌肉痉挛、腹泻等。

2）伊马替尼标准剂量失败后的治疗选择：如果伊马替尼治疗期间肿瘤进展，应首先确认患者是否遵从医嘱在正确的剂量下坚持服药，在除外患者依从性因素后则按以下原则处理：

①局灶性进展：局灶性进展表现为在伊马替尼治疗期间，部分病灶出现进展，而其他病灶仍然稳定甚至部分缓解。在手术可完整切除局灶进展病灶的情况下，建议手术治疗；广泛进展时不建议手术；未能获得完整切除时，治疗应遵从 GIST 广泛性进展的处理原则。对无法实施手术的 GIST 肝转移患者，动脉栓塞与射频消融治疗可考虑作为辅助治疗方式。不宜接受局部治疗的局灶性进展患者，可给予伊马替尼增加剂量治疗或舒尼替尼治疗。

②广泛性进展：伊马替尼标准剂量治疗 GIST 后出现广泛性进展，建议给予伊马替尼增加剂量治疗或换用舒尼替尼治疗。二者之间孰优孰劣尚缺乏随机对照研究。

❖伊马替尼增加剂量：EORTC62005 和 S0033 研究均显示，对于广泛性进展的 GIST 患者，增加剂量到 800mg，1/3 的患者可以再次临床获益；2010 年第 2 版 NCCN 指南强调，800mg 剂量可以采用 400mg 每天两次的方式；伊马替尼增加剂量后，所致不良反应会相应增加，考虑中国GIST患者对高剂量伊马替尼的耐受性，推荐中国GIST患者优先增加到600mg/d。

❖舒尼替尼治疗：A6181004研究显示，对于伊马替尼治疗进展或不能耐受的患者，应用舒尼替尼治疗改善疾病进展时间及总生存期；有关用药剂量方式，尚缺乏随机对照研究证据，37.5mg/d连续服用与50mg/d（4/2）方案均可作为选择。舒尼替尼的主要不良反应包括贫血、粒细胞减少、血小板减少、手足综合征、高血压、口腔黏膜炎、乏力、甲状腺功能减退等，多数不良反应通过相应治疗或暂时停药，可获得缓解，严重者需要终止舒尼替尼治疗。

③伊马替尼与舒尼替尼治疗失败后的维持治疗：伊马替尼与舒尼替尼治疗均进展的GIST患者，建议继续给予之前治疗有效且耐受性好的分子靶向药物进行维持治疗。小样本报道结果显示，伊马替尼与舒尼替尼治疗失败后，重新给予伊马替尼治疗，部分患者再次获得肿瘤控制。

（4）其他分子靶向药物选择：有临床研究显示，尼罗替尼、索拉非尼、达沙替尼可能有进一步的治疗作用，但需更多临床数据支持。

（5）血药浓度监测：建议对下列患者进行伊马替尼血药浓度检测：①伊马替尼400mg一线治疗进展的患者；②药物不良反应较重的患者；③未遵从医嘱定期定量服药的患者。

B2222研究证实，GIST患者的血浆伊马替尼浓度如果低于1100ng/ml，临床疗效降低，疾病很快进展。对伊马替尼血药浓度较低的患者，增加剂量治疗能否进一步改善疗效需要临床研究证实。

11. GIST **的预后如何？**

本病主要是接种和血道转移，特别是肝转移。影响预后的因素除了能否完全切除之外，肿瘤部位、肿瘤大小、肿瘤破裂、核分裂、kit 基因突变等也是影响预后的重要因素。一般而言，食管间质瘤的预后较好，小肠间质瘤则较差；肿瘤直径 >5cm 或 10cm 者预后差；肿瘤破裂，意味着腹腔有接种，预后也很差；核分裂多于5/50 HPF 或 kit 基因突变明显也预示预后较差。

12. GIST **如何预防复发？**

延长术后患者的伊马替尼治疗时间对预防本病的复发有助益。研究结果表明，66% 服用格列卫三年的患者在五年间保持癌症无复发（主要研究终点），而服用格列卫一年的患者仅为 48%。此外，92% 服用格列卫三年的患者存活（次要研究终点），而服用一年的患者仅为 82%。

随着格列卫应用的广泛展开，对格列卫的原发性耐药和获得性耐药都有报道，也成为困扰 GIST 临床治疗的关键问题之一。即使 CR（完全缓解）的患者依然存在耐药复发的可能，提示仅仅依靠格列卫并不能完全治愈 GIST。应用格列卫减小肿瘤大小、减少病灶数目，使原先无法手术的 GIST 获得手术机会，术后继续服用格列卫控制亚临床微转移提高手术的获益；同时通过手术切除对格列卫耐药的肿瘤克隆，延长药物的有效时间，最终提高 GIST 的无病生存及总存活率，这应该是 GIST 综合治疗的策略。

小肠梗阻 ▸▸▸▸

小肠梗阻（intestinal obstruction）是指肠内容物不能正常运行、顺利通过肠道，是外科常见急腹症之一，不但能引起肠管本身解剖与功能上的改变，还可导致全身性生理上的紊乱。临床病象复杂多变，由于它变化快，需要早期做出诊断、处理，延误诊治可能导致病情加重。

本章回顾了三个临床病例的诊治经验、处理过程和随访结果，还介绍了该病的发病因素、临床症状、诊断依据、治疗原则、手术注意事项等方面的相关知识。

一、病例分析

病例一

病例介绍

男性，76 岁。因“腹部不适 10 天，停止排气、排便一周，呕吐 3 天”，前来医院就诊。

现病史：患者 10 天前无明显诱因食欲减退，食量减少，自觉上腹部饱胀不适，进餐后明显加重，无明显腹痛，不伴有烧心、反酸等症状。3 天前出现呕吐，呕吐物为胃内容物，呈反射性，进食或饮水均可引起呕吐，无吞咽困难、咽部异物感，无腹泻、呕血、黑便等症状。至当地卫生所诊断为：急性胃炎，给予抑酸、保护胃黏膜、止吐、促消化等药物治疗 4 天无效，遂来本院就诊。门诊查腹部立位平片示上腹部可见液气平面和部分肠管扩张，提示肠梗阻可能，以“肠梗阻”收入消化外科。患者自诉停止排便排气 1 周。

既往史：患者有 20 多年习惯性便秘病史，食疗效果不佳，长期口服“芦荟胶囊、麻仁软胶囊”等药物，经常使用开塞露通便。患者既往有帕金森病、脑梗死后遗症、人工髋关节置换术后、高血压、冠心病等病史。否认慢性胃炎、肝炎、肺结核等病史。

入院查体：T 36.8℃，P 77 次/分，R 19 次/分，BP 135/64 mmHg；神志清楚，慢性病容；全身皮肤及巩膜无黄染，口唇及四肢末梢无发绀；颈软，甲状腺无肿大，气管居中；心肺（－），上腹部稍有隆起，腹软，上腹部有轻微压痛、反跳痛（－），肠鸣音亢进，余（－），双下肢活动明显受限，神经系统检查未见异常。

病例分析

1. 首先考虑哪些诊断？

印象☞ 机械性肠梗阻，高血压病，冠心病，帕金森病，脑梗死后遗症，人工髋关节置换术后。

支持依据：①现病史提示患者腹部饱胀不适、停止排便排气及进食后呕吐胃内容物，患病一周未排便排气；②既往有20余年便秘史；③腹部平片提示有液气平面。

不支持依据：根据现有病史及检查，无法确定梗阻的确切部位，且有消化道肿瘤造成的继发性肠梗阻可能。

思考☞ 造成肠梗阻的原因有哪些？

引起肠梗阻的原因可分为机械性和非机械性两大类。机械性肠梗阻是指肠道被阻塞，其原因可由肠管本身病变、肠管外压迫和肠管内异物阻塞3种情况导致。细分起来，肠管本身病变可以是先天性（如闭锁、狭窄、发育不全）、炎症性（如克罗恩病、细菌性和放射性小肠炎）、肿瘤（原发或转移、恶性或良性）、肠套叠等；肠管外压迫可以是疝（内、外疝）、粘连、先天性条索、扭转、肿块压迫（如肿瘤、脓肿、血肿、变异血管）；肠内异物阻塞可以是食入异物、胆石、粪石或粪便、钡剂、寄生虫。非机械性肠梗阻一类是神经肌肉紊乱，包括麻痹性肠梗阻、肠段神经节缺如（如巨结肠症）；另一类是血管闭塞，如动脉或静脉闭塞。对于本患者，可能与长期便秘导致粪石阻塞有关，但是不能排除老年人易患的消化道肿瘤向肠腔内生长导致肠梗阻的可能。

2. 还需要做哪些检查？

对于本患者，应行血、尿常规，肝、肾功能，血清电解质，肿瘤标记物，呕吐物常规，腹部 CT 等检查。

3. 是否需要急诊手术？

可先行保守治疗：纠正水电解质平衡紊乱、胃肠减压、防治感染。若经过非手术治疗 24～48 小时梗阻症状仍不能缓解或观察治疗中症状加重、脉搏增快、体温升高、血象 WBC 升高等，即考虑手术。最好在出现腹膜炎前手术。出现腹腔间室综合征（abdominal compartment syndrome，ACS）时也应积极手术治疗。

病例预后

检查结果： WBC $11.2\times10^9/L$，中性粒细胞百分率 0.77，血红蛋白 124g/L，PLT $201\times10^9/L$。肝肾功能、电解质均正常。腹部 CT 示：空肠上端肠腔狭窄，上腹部见 2 个气液平面。

治疗过程及结果： 经完善相关检查，保守治疗 3 天，患者病情未见好转遂进行手术治疗，在空肠上段取出 4cm×3cm×5cm 大小粪石一枚，术后恢复良好，7 天后出院。

最后诊断： 机械性肠梗阻，高血压病，冠心病，帕金森病，脑梗死后遗症，人工髋关节置换术后。

经验教训：怀疑有肠梗阻的患者一定要行立位腹部平片，观察有无气液平面及肠管扩张情况。必要时行全腹部 CT 平扫及增强扫描，既可多平面重建，利于观察病变部位，同时，有助于排除消化道肿瘤。

病例二

病例介绍

男，46 岁，主因“中、上腹疼痛 12 小时”入院。

现病史：患者无明显诱因出现中、上腹部疼痛，为持续性，胸膝位时腹痛减轻，伴腹胀，未出现恶心、呕吐，无腹泻、便秘，在当地治疗（具体不详）无好转，遂来我院住院治疗。自发病来精神不佳，未进食，小便正常，大便未解。

既往史：既往体健，无传染病史，无高血压、心脏病病史，无手术及外伤史，无食物、药物过敏史。

入院查体：急性痛苦病容，BP 120/70mmHg，心肺无异常，腹平坦，腹肌紧张，上腹部压痛，无反跳痛，移动性浊音阴性，肠鸣音 4 ~ 5 次/分。

实验室检查：血常规：WBC18.2 × 10^9/L，血淀粉酶 900U/L，尿淀粉酶 1400U/L。影像学检查：腹部 X 线片（当地医院，发病后 2 小时）未见气液平面；腹部彩超显示胰腺轻度水肿。

病例分析

1. 首先考虑哪些诊断?

印象☞ 急性胰腺炎（acute pancreatitis），急性腹膜炎（acute peritonitis）。

支持依据：患者中年男性，主因腹痛入院，病情发展时出现腹胀，查体腹肌紧张、压痛，且辅助检查提示淀粉酶高出正常值3倍、胰腺水肿，根据以上病史及辅助检查，考虑急性水肿性胰腺炎可能性大。

不支持依据：没有影像检查结果。胰腺炎的病因主要为十二指肠壶腹部阻塞或胰液分泌亢进，患者发病前无暴饮暴食病史，无胆石症病史，无外伤病史，胰腺炎的诱因不明。

思考☞ 胰腺炎的诊断要点是什么？应与什么疾病相鉴别？

根据典型的临床表现和实验室检查，轻症患者有持续而剧烈的上腹部疼痛，恶心、呕吐、轻度发热、上腹压痛，但无腹肌紧张，同时有血清淀粉酶和（或）尿淀粉酶明显升高。CT或超声提示胰周渗出，排除其他急腹症即可以诊断。

急性胰腺炎应与消化性溃疡急性穿孔、急性胆囊炎、胆石症、心肌梗死、急性肠梗阻等疾病相鉴别。

2. 还需要做哪些检查?

复查血常规、血尿淀粉酶，血清电解质，血糖，心肌损伤系列，血凝，肝肾功能，腹部B超，腹部CT等检查。

注意：影像学检查至关重要，应作为首选。

3. 是否需要急诊手术?

目前诊断不明确，无法定急诊手术。先暂予禁食、胃肠减压、抗感染、抑酸、抑酶等保守治疗，待结果汇报以确定诊断。如果疾病进展迅速，非手术治疗无效，可采取腹腔及腹膜后减压引流。若仍不能控制，应及时手术治疗。

病例预后

检查结果：血常规：WBC16.4 × 10^9/L，血淀粉酶 1000U/L，尿淀粉酶 1500 U/L；血 K^+ 3.2mg/L；心肌损伤系列、血凝全套阴性；腹部彩超显示胰腺轻度水肿，腹水（中－大量）。

治疗过程及结果：给予禁食、抗感染、抑制胃酸及胰酶分泌等治疗，患者腹痛持续加重，入院 36 小时后出现血压下降（80/60 mmHg），腹膜刺激征阳性，腹腔穿刺抽出不凝血，遂行剖腹探查术，术中见胰腺轻度水肿，90% 的小肠扭转引起肠坏死，肠管扩张直径约 4cm，满腹膜腔血性液体，诊断肠扭转绞窄性小肠梗阻，给予抽吸出血性液体（约 5000ml），松解粘连带，切除坏死的小肠、回盲部及部分升结肠，空肠与升结肠端端吻合，冲洗腹腔，置管引流。术后给予抗感染、补液等治疗。后患者出现肾衰竭，经积极治疗无效死亡。

最后诊断：肾衰竭，肠扭转绞窄性小肠梗阻，电解质紊乱，酸碱平衡失调，中毒性休克。

死亡原因：

直接原因：肾衰竭。

主要原因：肠扭转绞窄性小肠梗阻。

辅助原因：电解质紊乱，酸碱平衡失调，中毒性休克。

经验教训：

（1）肠扭转和胰炎，只要仔细查体，选择合适的影像学检查，多可做出正确判断。肠套叠广泛肠坏死，患者一般情况差，病容危重，腹部体征明显。而胰腺方面，淀粉酶轻度升高，B 超提示轻度水肿，不能解释其腹部体征和全身精神差等危重症状，应怀疑胰炎诊断。再次复查腹部 CT，多数情况下不会误诊。

（2）肠梗阻坏死和肠穿孔在临床上常见淀粉酶轻度升高。此时不能据此将胰炎诊断放在第一位，要全面综合考虑排除其他疾病。

病例三

病例介绍

患者，女，39 岁，农民，主因“腹痛伴恶心、呕吐 1 周再发”而入院。

现病史：患者 7 日前无明显诱因出现腹部疼痛，为阵发性绞痛，伴恶心、呕吐，呕吐物为胃内容物，伴停止排气、排便，无发热、寒战，无腹泻，在当地医院诊断为“肠梗阻”，予以胃肠减压等保守治疗，症状缓解，出现排气、排便后出院。1 天前进食后再次出现腹痛并阵发性加剧，伴恶心、呕吐，伴停止排气、排便，现为求进一步诊治来我院。

既往史：既往体健，无传染病史，无高血压、糖尿病病史，无妇科疾病病史，有1子，体健，月经规律。

入院查体：生命体征平稳，精神委靡，痛苦貌，扶入病房，检查合作。腹平软，左下腹压痛、反跳痛，无肌紧张，局部叩诊呈鼓音，移动性浊音阴性，肠鸣音亢进，闻及气过水声。

实验室检查：立位腹部平片：腹腔内见多个阶梯状液平段，诊断为小肠梗阻。腹部B超：肠间积液。

病例分析

1. 首先考虑哪些诊断？

印象☞ 机械性肠梗阻。

支持依据：患者因腹痛伴恶心、呕吐伴停止排气、排便1天入院。查体及辅助检查均支持肠梗阻诊断。

不支持依据：无手术史，无消化道病史，无进食异常，肠梗阻原因不明，还应考虑是否有炎性粘连、肿瘤及消化道疝等原因。

思考☞ 女性患者腹痛、肠梗阻的原因有哪些？

除了上述病例中提及的一般内、外科疾病，女性患者腹痛、肠梗阻原因还应考虑是否有妇、产科疾病，问诊中要追问月经史、妇科疾病病史，还应考虑妊娠。另外，女性患者急性腹痛应考虑急性附件炎、急性盆腔炎、卵巢黄体破裂、卵巢肿瘤扭转、异位妊娠破裂等疾病。

2. 还需要做哪些检查？

血、尿、粪常规，肝、肾功能，血清电解质等化验，妇科超声，腹部CT等检查。

3. 是否需要急诊手术？

现患者生命体征平稳，无明显急性腹膜炎表现，待检查结果回报，综合评估是否有手术指征。

病例预后

检查结果： 腹部 CT 提示结肠近端有实性肿物向肠管内突起，考虑结肠癌。

治疗过程及结果： 于入院当日行剖腹探查术，取右侧腹直肌脐旁探查切口逐层进腹所见：腹腔内有黄色渗液约 400ml；回盲部明显增粗，腔内积气；小肠增粗、积气，张力可；肿块位于结肠肝曲，约 4cm × 4cm 大小，累及四周，与周围粘连；大网膜近肿块附近有大小不等结节：将切口向上延长，行根治性右半结肠切除术。病理报告：结肠腺癌，高分化，癌组织侵及管壁全层并在浆膜面形成数十个癌结节，肠系膜淋巴结无转移，两切端无癌累及。

最后诊断： 肝曲结肠癌并梗阻。

经验教训：

（1）对于女性患者，还应与妇科急腹症鉴别，如卵巢囊肿蒂扭转、宫外孕等。

（2）中年女性也不能忽视消化道肿瘤的可能。

二、病例讨论

1. 肠梗阻的概念是什么？

肠梗阻（intestinal obstruction）指任何原因引起的肠

道通过障碍，而导致肠道和全身的病理变化。

2. 肠梗阻的分类有哪些?

（1）按病因分类

①机械性肠梗阻

肠外原因：

❖手术后粘连与粘连带压迫：粘连可引起肠折叠扭转而造成梗阻。先天性粘连带较多见于小儿；腹部手术或腹内炎症产生的粘连是成人肠梗阻最常见的原因，但少数病例可无腹部手术及炎症史。

❖嵌顿性外疝或内疝。

❖肠扭转，常由于粘连所致。

❖肠外肿瘤或腹块压迫。

肠管本身的原因：

❖先天性肠扭转不良、美克尔憩室等。

❖炎症、肿瘤、吻合手术及其他因素所致的狭窄。例如原发性或继发性肿瘤、肠道息肉、创伤后肠壁内血肿、炎症性肠病、肠结核、放射性损伤肠肿瘤、肠吻合手术等。

❖各种原因引起的肠套叠。肠腔内原因：相比之下，这一类病变较少见，如成团蛔虫、粗糙食物形成的粪块等引起肠梗阻。巨大胆石通过胆囊或胆总管 – 直肠瘘管进入肠腔，产生胆石性肠梗阻的病例时有报道。

②动力性肠梗阻

❖麻痹性：腹部大手术后腹膜炎、腹部外伤、腹膜后出血、某些药物肺炎、脓胸脓毒血症、低钾血症、或其他全身性代谢紊乱均可并发麻痹性肠梗阻。

❖痉挛性：肠道炎症、神经系统功能紊乱或慢性铅中毒均可引起肠管暂时性痉挛。

③血管性肠梗阻

肠系膜动脉栓塞或血栓形成和肠系膜静脉血栓形成为主要病因。肠血管阻塞，循环障碍，肠失去蠕动能力，肠内容物停止运行出现肠麻痹现象。但是它可迅速继发肠坏死，在处理上与肠麻痹截然不同。

(2) 其他分类方法

①单纯性和绞窄性肠梗阻：不论发病的原因，而根据肠管血液循环有无障碍分类。无血液障碍者为单纯性肠梗阻，如有血液障碍则为绞窄性肠梗阻。绞窄性肠梗阻因有血液障碍，可致肠壁坏死、穿孔与继发性腹膜炎，可发生严重的脓毒症，对全身的影响非常大。

②完全性与不完全性肠梗阻：根据梗阻的程度分类，完全性肠梗阻的病理生理改变与症状较不完全性肠梗阻明显。

③高位、低位及结肠性肠梗阻：高位一般指发生于十二指肠及空肠的梗阻；低位一般指发生于远端回肠的梗阻；结肠性肠梗阻一般好发于左半结肠，尤其以乙状结肠或直肠、乙状结肠交界处好发。

④急性及慢性肠梗阻：绞窄性肠梗阻一般都是急性肠梗阻，也是完全性的；慢性肠梗阻一般是不完全性的，也是单纯性的。慢性肠梗阻可演变成急性肠梗阻。

3. 肠梗阻的发病机制是什么？

(1) 梗阻部位以上的肠管扩张与体液丢失：梗阻近端肠管中充满气体与液体，使肠管扩张，同时造成体液丢失。急性肠梗阻时肠壁变薄；慢性梗阻往往因为肠蠕动亢进，肠壁肌层逐渐肥厚，肠管增粗。

（2）细菌的繁殖及毒素的吸收：梗阻时一个重要的变化是在梗阻以上的肠管里细菌过度繁殖，主要有大肠埃希杆菌及厌氧菌。细菌的繁殖可以增加手术的感染机会，尤以大肠梗阻为甚。此外，细菌所产生的毒素经血液循环与淋巴液吸收进入体内，也可经肠壁渗透到腹腔中被腹膜吸收，腹腔毒素的吸收发生在肠梗阻晚期。

（3）肠管内压的增高对肠管的影响：肠管内压力增高，压力作用于肠壁，除使肠管膨胀外还影响肠黏膜的吸收作用，也使肠壁的血液循环发生障碍，引起肠壁坏死。

4. 肠梗阻的临床表现是什么？

（1）症状

❖腹痛：腹痛是机械性肠梗阻最先出现的症状，是由于梗阻以上肠管内容物不能向下运行，肠管剧烈蠕动所致。呈阵发性剧烈绞痛，且在腹痛发作时，患者自觉有肠蠕动感，且有肠鸣音，有时还可出现移动性包块。单纯性肠梗阻时，腹痛有逐渐加重再由重减轻的过程（减轻可为梗阻缓解，或梗阻完全而由于肠腔炎症渗出导致肠管麻痹）；绞窄性肠梗阻常为持续性腹痛伴阵发性加重，疼痛也较剧烈；麻痹性肠梗阻腹胀明显，腹痛不明显，阵发性绞痛少见。

❖呕吐：呕吐是机械性肠梗阻的主要症状之一。高位梗阻呕吐时间早，较频繁，呕吐物为食物或胃液，其后为胃液、十二指肠液和胆汁；低位肠梗阻呕吐出现较晚，初为胃内容物，后期为粪臭样物；如肠管绞窄，呕吐物有血液的咖啡色，偶有鲜血。

❖腹胀：腹胀一般在梗阻发生一段时间以后开始出

现，低位肠梗阻的腹胀较高位肠梗阻更明显。

❖排便排气停止：在完全性梗阻发生后排便、排气即停止。

❖休克：早期单纯性肠梗阻患者，全身情况无明显变化，随着病情进展可出现脉搏细速、血压下降、面色苍白、眼球凹陷、皮肤弹性减退，四肢发凉等征象。

(2) 体征

❖腹部膨胀：多见于低位小肠梗阻的后期。闭袢性肠梗阻常有不对称的局部膨胀，而麻痹性肠梗阻则有明显的全腹膨胀。在腹部触诊之前，最好先作腹部听诊数分钟。

❖肠鸣音亢进或消失：在机械性肠梗阻的早期，当绞痛发作时，在梗阻部位经常可听到肠鸣音亢进，如一阵密集气过水声。肠腔明显扩张时，蠕动音可呈高调金属音性质。在麻痹性肠梗阻或机械性肠梗阻并发腹膜炎时，肠蠕动音极度减少或完全消失。

❖肠型和蠕动波：在慢性肠梗阻和腹壁较薄的患者，肠型和蠕动波特别明显。

❖腹部压痛：常见于机械性肠梗阻，压痛伴肌紧张和反跳痛主要见于绞窄性肠梗阻，尤其是并发腹膜炎时。

❖腹部包块：在成团蛔虫、胆结石、肠套叠或结肠癌所致的肠梗阻，往往可触到相应的腹部包块；在闭袢性肠梗阻，有时可能触到有压痛的扩张肠段。

5. 肠梗阻的常用检查手段有哪些？

肠梗阻的常用检查手段主要为影像学检查，包括 CT 平扫 + 增强，多平面重建，立位腹部平片，以及相关实验室检查。

（1）影像学检查

腹部X线及腹部CT：X线站立位时见小肠“阶梯样”液平。CT平扫+增强，多平面重建可判断梗阻平面、肠壁改变（有无肿瘤）、肠系膜血管血供情况，是目前首选检查。麻痹性肠梗阻：X线平片见小肠、结肠均胀气明显；绞窄性肠梗阻：X线平片见孤立性肠襻。结肠梗阻：CT平扫见结肠肠腔扩张及结肠内气液平。肠套叠：空气灌肠可见肠套叠处呈“杯口”状改变。乙状结肠扭转：钡剂灌肠X线检查见扭转部位钡剂受阻，钡影尖端呈“鸟嘴”形。

（2）实验室检查

①血常规：单纯性肠梗阻早期明显改变。随病情发展可出现白细胞升高、中性粒细胞比例升高（多见于绞窄性梗阻性肠梗阻），血红蛋白值、血细胞比容升高。水、电解质和酸碱失衡。

②尿常规：血液浓缩可致尿比重增高。

（3）呕吐物及粪便常规及潜血情况：肠血运障碍时，可含大量红细胞或潜血阳性。

6. 肠梗阻的诊断标准是什么？

（1）患者是否有肠梗阻：肠梗阻有腹部疼痛伴呕吐，早期应与急腹症相鉴别。确定疼痛的性质是肠绞痛，说明腹痛是肠痉挛引起的。X线也可以进一步诊断。

（2）是否为绞窄性肠梗阻：发病较急，腹部疼痛较剧烈，疼痛为持续性或持续腹痛伴阵发性加剧；局部腹膜刺激征；体温升高，白细胞明显升高；出现休克；脱水及电解质紊乱比较明显。

（3）肠梗阻的部位：高位梗阻呕吐时间早，较频繁，起病呕吐物为食物与胃液混合物，其后为胃液、十二指肠液和胆汁；低位肠梗阻呕吐出现较晚，初为胃内容物，后期为粪臭样物。高位梗阻引起死亡的原因主要是体液丢失，低位肠梗阻则是肠管膨胀引起的严重后果。

7. 肠梗阻的鉴别诊断是什么?

须与急性胃肠炎、消化性溃疡穿孔、急性胰腺炎、胆囊穿孔、输尿管结石、慢性假性肠梗阻等相鉴别。

一般而言，根据上述每种疾病的临床表现、体格检查、影像学检查及实验室检查，鉴别诊断常无困难。

8. 肠梗阻的保守治疗措施是什么?

(1) 纠正脱水、电解质丢失和酸碱平衡失调：脱水与电解质的丢失，与病情、病类有关。应根据临床经验与血化验结果予以估计。一般成人症状较轻的约需补液1500ml，有明显呕吐的则需补液3000ml，而伴周围循环虚脱和低血压时则需补液4000ml以上。若病情一时不能缓解则需补给从胃肠减压及尿中排泄的量以及正常的每日生理需要量。当尿量排泄正常时，尚需补给钾盐。低位肠梗阻多因碱性肠液丢失易有酸中毒，而高位肠梗阻则因胃液和钾的丢失易发生碱中毒，皆应给予相应的纠正。在绞窄性肠梗阻和机械性肠梗阻的晚期，可有血浆和全血的丢失，产生血液浓缩或血容量的不足，故应补给全血或血浆、白蛋白等方能有效地纠正循环障碍。

在制订或修改此项计划时，必须根据患者的呕吐情况，脱水体征，每小时尿量和尿比重，血钠、钾、氯离子、二氧化碳结合力、血肌酐以及血细胞压积、中心静脉压的测定结果加以调整。由于酸中毒、血浓缩、钾离子从细胞内逸出，血钾测定有时不能真实地反映细胞缺钾情况。而应进行心电图检查作为补充。补充体液和电解质、纠正酸碱平衡失调的目的在于维持机体内环境的相对稳定，保持机体的抗病能力，使患者在肠梗阻解除之前能渡过难关，能在有利的条件下接受外科手术治疗。

（2）胃肠减压：通过胃肠插管减压可引出吞入的气体和潴留的液体，解除肠膨胀，避免吸入性肺炎，减轻呕吐，改善由于腹胀引起的循环和呼吸窘迫症状，在一定程度上能改善梗阻以上肠管的瘀血、水肿和血液循环。少数轻型单纯性肠梗阻经有效的减压后肠腔可恢复通畅。胃肠减压可减少手术操作困难，增加手术的安全性。减压管一般有两种：较短的一种（Levin 管）可放置在胃或十二指肠内，操作方便，对高位小肠梗阻减压有效；另一种减压管长数来（Miller - Abbott 管），适用于较低位小肠梗阻和麻痹性肠梗阻的减压，但操作费时，放置时需要 X 线透视以确定管端的位置。结肠梗阻发生肠膨胀时，插管减压无效，常需手术减压。

（3）控制感染和毒血症：肠梗阻时间过长或发生绞窄时，肠壁和腹膜常有多种细菌感染（如大肠杆菌、梭形芽孢杆菌、链球菌等），积极地采用以抗革兰阴性杆菌为重点的广谱抗生素静脉滴注治疗十分重要，动物实验和临床实践都证实应用抗生素可以显著降低肠梗阻的死亡率。

（4）解除梗阻、恢复肠道功能：对一般单纯性机械性肠梗阻，尤其是早期不完全性肠梗阻，如由蛔虫、粪块堵塞或炎症粘连所致的肠梗阻等可作非手术治疗。早期肠套叠、肠扭转引起的肠梗阻亦可在严密的观察下先行非手术治疗。动力性肠梗阻除非伴有外科情况，不需手术治疗。

9. 肠梗阻的手术适应证和时机是什么?

绞窄性肠梗阻或已经出现腹膜炎症状的肠梗阻，在最短时间内安排手术。单纯性肠梗阻经过24~48小时，梗阻的症状不能缓解或在观察治疗过程中症状加重或出现体温升高、脉搏加快、血象升高，在未出现腹膜刺激症状前就安排手术，不一定待腹炎出现再手术，以免肠管坏死。腹膜炎症状或有腹腔间室综合征出现时，应及时手术。不完全性肠梗阻反复发作者应考虑手术。

10. 肠梗阻的手术禁忌证是什么?

绝对禁忌：难以纠正的凝血功能障碍以及合并心、肺等重要脏器功能不全而不能耐受全身麻醉的患者。

11. 肠梗阻的急诊手术原则是什么?

(1) 绞窄性肠梗阻、不排除腹腔内脏坏死和穿孔及感染情况严重者，应开腹探查。

(2) 感染性休克的患者经积极准备后，抗休克治疗的同时行急诊手术。

12. 肠梗阻的开腹手术步骤是什么?

(1) 体位：平卧位。

(2) 切口选择：肠梗阻的剖腹探查以采用正中或右正中旁切口为宜。

(3) 切开腹膜时的观察：切至腹膜外时，应注意观察。腹腔内出血常可透过腹膜呈蓝色，弥漫性腹膜炎的腹膜有充血、水肿的改变。切开腹膜时，应注意有无气体及液体逸出，腹腔内有无积液，辨别积液的气味、颜色、数量及性质。此外，应搜集部分液体作涂片及培养，明确病原菌及对抗生素的敏感情况。

（4）清除腹腔内液体：进入腹腔后，首先用吸引器抽吸腹内的液体。

（5）探查

①剖开腹膜时，如见有少量草黄色清液，可因肠腔膨胀，淋巴及静脉回流受阻所致；若腹腔内有血性并带臭味的液体，应考虑绞窄性肠梗阻的存在；若腹腔内有气体，并有粪便及蛔虫，可判定肠坏死穿孔无疑。剖腹后，寻找梗阻病变的部位，其标志是：肠管膨胀越重、色泽改变愈明显之处，膨胀及塌陷肠管的交界处。寻找时应在切口周围敷以温盐水纱布垫后，轻轻将肠管逐段提出切口之外，向膨胀及变色越来越明显处探查，直至找到主要病变所在。肠壁可由于炎症而变脆，易被撕裂，故操作宜轻柔，不要强拉，对绞窄坏死的肠段更应小心。当病变主要部位固定于腹腔内不能显露或提出切口之外时，应先将近端膨胀的肠段减压，以利进一步探查。因探查而提出于切口之外的肠段不宜过多，以免因肠内液体量过大，牵拉系膜压于切口边缘，严重阻碍静脉回流，肠壁可因此变为紫黑色。应快速作肠道减压术，吸出肠内积液。

②因粘连而引起梗阻时，要先分离粘连。分离粘连时应用锐器，勿损伤肠管浆膜层，手指钝性分离容易分破肠壁。

③因扭转、套叠而成团的肠袢，最好用手捧出切口之外再行处理。切勿将变脆的肠壁撕裂。闭袢内肠液若流入腹腔，常可迅速产生严重的休克。

④发现肠扭转时，应迅速以相反方向予以复位，应辨清方向及扭转度数，以免加重扭转或复位不彻底。

⑤病变解除后，因肠段血运暂时受阻而疑有坏死的可能时，应用温盐水湿纱布垫多次包敷，3～5分钟后再观察色泽的改变、蠕动的恢复，以及供应肠管的动脉是否跳动。除非恢复正常，若有可疑，即应切除。

⑥凡有结肠膨胀时，应考虑结肠梗阻可能，可先观察盲肠、横结肠中段及乙状结肠，病变应在膨胀肠段与正常肠段之间。若在盲肠与横结肠中段之间，要探查升结肠及肝曲横结肠；在横结肠与乙状结肠之间时，要探查脾曲横结肠及降结肠。

⑦探查中除应多考虑常见的梗阻病因外，也不应忽视罕见病因，如膈疝嵌顿、肠管壁疝的嵌顿，以及各种内疝的嵌顿等。

⑧找到病变，见到病变远端正常肠段和膨胀肠段到病变处为止时，探查才可告终。

（6）处理病变：对肠梗阻患者应根据发现的病因作相应的处理，如粘连松解，套叠返纳，扭转复位，内疝返纳和修补，引起梗阻的肿瘤切除或明确的坏死肠段切除。

（7）清洁腹腔：脏器损伤处理后，应尽量将腹腔内的积血、肠液、粪便、组织碎块、异物等清除干净，然后用等渗盐水冲洗腹腔，直至冲洗盐水澄清为止，并尽可能将水吸净。冲洗时应注意膈下、结肠旁沟及盆腔等处，勿使污液积存。腹腔污染不重者，可用盐水冲洗腹腔。若腹腔已形成脓肿，或炎症已经局限，在脓液吸尽后不再用盐水冲洗，以免将感染扩散。

（8）腹腔引流：如有必要可放置腹腔引流管。

（9）切口缝合：一般均应一期缝合切口。切口有轻度污染者可用生理盐水冲洗干净后缝合。切口污染较重者，创口冲洗后于腹膜外或皮下，或两处均置胶皮片引流，再缝合切口。

13. 肠梗阻的术后注意事项是什么？

（1）腰麻、硬膜外麻醉者平卧 6 小时，全麻者待患者苏醒、血压平稳后可改半坐位，使炎症渗液集聚于盆腔内。因盆腔腹膜的吸收力较上腹部为差，可减轻中毒反应，一旦盆腔形成脓肿，也易作切开引流。同时，半坐位也能减轻腹胀对呼吸、循环的影响。

（2）严密观察体温、脉搏及呼吸，积极防治休克。

（3）禁食、胃肠减压、记液体出入量。禁食期间，应静脉输液，恢复和维持水、电解质及酸碱平衡。胃肠减压至肠蠕动恢复、肛门排气为止。拔除胃管后，可开始进流质，逐渐过渡为半流质和普食。

（4）选择抗生素时，最好根据腹腔渗液培养出的病原菌，以及对药物的敏感度选用抗生素，以控制感染。

（5）腹腔引流管接引流袋或消毒瓶，记录引流量。及时更换敷料，保持引流通畅，同时观察伤口引流条情况，可向外拔出少许，一般不超过 4～5 天后完全拔除。

（6）术后勤翻身、拍背，鼓励及早下床活动，以预防肠粘连形成；促进胃肠蠕动，以防深静脉血栓形成。

（7）密切注意可能发生的并发症，如肺炎、肺不张，腹腔内出血、瘘、梗阻、感染等，一旦发生，应及时处理。

（8）切口如发生感染，必要时应及早引流。

14. 肠梗阻的预后如何?

单纯性肠梗阻的手术死亡率在1%左右，而绞窄性肠梗阻的手术死亡率则可达4.5% ~31%，改善预后的关键在于早期诊断并及时处理。术后及时复查相关检查，胃肠减压、维持水电解质平衡、加强营养支持及抗感染治疗都要重视。

15. 肠梗阻如何预防?

依据肠梗阻发生的原因，有针对性地采取某些预防措施，可有效地防止、减少肠梗阻的发生。

(1) 对患有腹壁疝的患者，应予以及时治疗，避免因嵌顿、绞窄造成肠梗阻。

(2) 加强卫生宣传、教育，养成良好的卫生习惯，预防和治疗肠蛔虫病。

(3) 手术注意精细操作，动作轻柔，减少对正常肠管不必要的翻动和骚扰，关腹前注意冲洗并尽量吸净腹腔积液，必要时放置引流管。腹部大手术后及腹膜炎患者应很好地进行胃肠减压。

(4) 早期发现和治疗肠道肿瘤。

(5) 腹部手术后早期活动。

肠套叠

肠套叠是指某一段肠管套入与其相连的肠管腔内。肠套叠可发生于肠道的任何部位，一般是顺着肠蠕动的方向将近端肠管套入远端肠管内，称为下行性或顺行性肠套叠。偶见因强烈的逆蠕动导致远端肠管逆行套入近端肠管内，称为上行性或逆行性肠套叠。有时可能发生多发性或多重性肠套叠。当套叠时间较长或套入肠管较长时，套入部肠管发生循环障碍，初期静脉回流受阻，组织充血水肿，静脉曲张，黏膜回流障碍加重，使动脉受累，供血不足，导致肠壁坏死并出现全身中毒症状，严重者可并发肠穿孔和腹膜炎。

本章节主要对肠套叠的分类、临床表现、诊断标准及治疗进行阐述。

一、病例分析

病例一

病例介绍

胡某，男，19岁，主因“阑尾切除术后腹痛1月，加重伴血便1天”入院。

现病史：患者于1月前因患急性阑尾炎于当地医院行阑尾切除术，术后第5天出现腹痛、腹胀、恶心、肛门停止排气排便。经禁食、胃肠减压、补液等对症支持治疗后，腹痛、腹胀症状缓解，肛门排便、排气，患者出院。1天前患者无明显诱因出现腹痛，呈阵发性隐痛，以脐部及右下腹明显，伴腹胀、恶心、呕吐，呕吐物为暗黄色液体，同时排出少量暗红色果酱样大便，无恶臭，在外院给予抗炎、补液等对症治疗，效果不明显，遂转来我院。

既往史：患者既往体健，无相关病史。

入院查体：体温37.3℃，脉搏84次/分，呼吸18次/分，血压120/80mmHg。患者神志清，精神较差，呈痛苦病容。巩膜及全身皮肤无黄染，心肺查体未见明显阳性体征。腹部稍膨隆，肝、脾肋下未及，右下腹部可扪及一包块，大小约6cm×8cm，质地中等，表面较光滑，可活动，有压痛，无反跳痛、肌紧张，腹部叩诊呈鼓音，移动性浊音阴性。肠鸣音较活跃，6~8次/分，未闻及气过水声。

辅助检查：血常规检查：白细胞计数 $14\times10^9/L$，中性粒细胞83%；尿常规未见明显异常；腹部CT检查示：腹部肠管轻度积液、扩张，考虑肠梗阻；胸片及心电图未见明显异常。

病例分析

1. 首先考虑哪些诊断？

印象☞ 粘连性肠梗阻，腹腔包块，腹腔脓肿，阑尾切除术后。

支持依据：①患者系急性阑尾炎术后1个月，有肠粘连存在可能；②患者存在阵发性腹痛、腹胀，伴有恶心、呕吐等症状，呕吐物为暗黄色液体，这些都可能是腹腔内粘连带压迫肠管所致；③查体所见体征与肠梗阻表现类似，且主要体征存在于右下腹部，结合1个月前行阑尾切除术，估计梗阻部位位于回盲部；④腹部CT亦提示肠梗阻可能；⑤血常规白细胞计数增高超过正常范围，提示目前可能有急性炎症存在；⑥患者经内科保守治疗后症状并未好转，这也具有提示作用。

不支持依据：①粘连性肠梗阻除非转变为绞窄性肠梗阻，一般不出现血便（果酱样便），但患者临床表现较绞窄性肠梗阻为轻；②缺乏更多影像学检查结果的支持，如立位腹部平片、腹部B超。

思考☞ 问1：什么是肠梗阻？

答：肠梗阻指肠内容物在肠道中通过受阻，为常见的急腹症。按其病因可分为三大类：即机械性、动力性和血运性。临床上多表现为不同程度的腹痛、呕吐、腹胀和停止排便排气等症状。粘连性肠梗阻是所有肠梗阻中最常见的一种类型，占肠梗阻的40%～60%，而在其中，约80%的粘连性肠梗阻是由于手术后粘连所引起的。

问2：此次腹痛发作与1个月前腹痛的关系？

患者1月前阑尾切除术后曾出现腹胀、腹痛等类似症状，经禁食、胃肠减压、补液等对症支持治疗后症状得以缓解，然而此次经上述治疗后，腹胀、腹痛等症状并未得到纠正，反而有逐渐加重的趋势，因此，我们应考虑两次看似相同的症状可能并非由同一种疾病所引起。

2. 还需要做哪些检查？

（1）生化检查：肠梗阻患者因腹胀、体液丢失引起膈肌升高、尿量改变等，均会引起电解质异常，若未及时发现纠治，可能出现严重后果。

（2）立位腹部平片：典型肠梗阻患者腹部平片可显示梗阻部位以上肠腔充气，多个肠袢内出现气液平面，呈阶梯状。对疾病诊断具有较大帮助。

（3）钡灌肠摄片：可用于疑似肠梗阻的患者，以显示肠梗阻的部位和性质，诊断率较高。

（4）腹部B超：急诊B超简便易行，但因肠袢胀气，诊断率不高。

3. 是否需要急诊手术？

印象☞ 患者症状进行性加重，有急诊手术探查指征。可先行腹腔镜探查，明确病变位置后选择手术方式。

思考☞ 患者1个月前行阑尾切除术，若为术后发生炎症引起的粘连性肠梗阻，一般应给予内科保守治疗，等待炎症消退。但该患者在入院前经禁食、胃肠减压、补液等非手术治疗1天后，症状并未缓解，反而加重，此时应考虑及时改为手术探查治疗，避免病情进一步恶化。

病例预后

检查结果：患者行立位腹部平片示：腹部可见多个气液平面，右下腹肠管扩张，考虑肠梗阻；下消化道钡剂造影。提示：盲肠稍膨大，其中可见“弹簧样”小肠黏膜影，升结肠及横结肠近段肠腔变窄、激惹，呈挛缩状态，不能充盈。可能为不完全性肠套叠（回结型）。

治疗过程：急诊全麻下行剖腹探查术，术中见腹腔内约200ml渗液，呈暗红色，小肠肠管高度扩张，最宽处直径约7cm，回肠一段套入回盲部一直到升结肠中段，套入袢与鞘相互粘连致密，肠壁水肿，肠腔狭窄，近端小肠扩张、积液。术中分离部分粘连，因套叠部分肠管狭窄、水肿，难以复位，故行肠切除、肠吻合术，冲洗腹腔，常规放置引流管。术后1周痊愈出院。

最后诊断：回盲部肠套叠，肠梗阻，阑尾切除术后。

经验教训：该病例查体时发现腹部包块，且包块的出现与腹痛等症状有关，但在外院并未发现；该病例有血便主诉，但外院接诊医生并未予以重视。这些被忽视的内容对于诊断有着至关重要的意义，如果接诊医生能够详细询问病史，进行细致而全面的体格检查，在早期进行相关处理治疗，即可避免病情延误。

病例二

病例介绍

胡某，男，65岁，主因“间断性右中腹部疼痛1月余，加重5天”入院。

现病史：患者于1个月前无明显原因出现右腹部疼痛，疼痛呈阵发性，偶感恶心，无呕吐、反酸，休息后可缓解，患者未重视，未予特殊处理。5天前患者腹痛加重，伴恶心、呕吐，呕吐物为少量胃内容物，腹胀不适，大便次数增多，有少量血便，遂就诊于当地县医院，诊断为“急性肠炎”，给予补液、抗炎等治疗，症状未能缓解，遂急送我院。自发病以来，患者精神、食纳较差，体重较前减轻约2千克。

既往史：患者诉既往“胃肠功能较差”，未治。

入院查体：体温37.3℃，脉搏90次/分，呼吸18次/分，血压110/80 mmHg。患者神志清，呈慢性病容，巩膜及全身皮肤无黄染及出血点，浅表淋巴结未扪及，心肺查体未见明显阳性体征。腹部稍膨隆，无肠型及蠕动波，肝、脾肋下未及，右下腹可触及6.0cm×7.0cm大小的腊肠样肿块，质中等，活动尚可，右中下腹压痛，无反跳痛及腹肌紧张，移动性浊音阴性，肠鸣音亢进，可闻及气过水声，肛门指检无明显异常。

辅助检查：血常规：红细胞计数 3.2×10⁹/L，白细胞计数 7.4×10⁹/L，中性粒细胞 76%，其余指标未见明显异常；大便隐血试验阳性；尿常规未见明显异常。

病例分析

1. 首先考虑哪些诊断？

印象☞ 结肠癌？肠套叠？

结肠癌

支持依据：①患者老年男性，既往体质较差，此次疾病进展较快，伴有食纳减少、消瘦、体重减轻等全身表现，首先应考虑是否存在恶性肿瘤；②患者主要症状表现为右下腹痛、恶心、呕吐，同时伴有排便次数的增多及血便，这与结肠癌症状相似；③查体可触及右下腹部包块，需要考虑回盲部肿瘤；④大便潜血试验阳性；⑤在外院经保守治疗后症状并未好转。

不支持依据：①查体时触及包块为质中腊肠样包块，而结肠癌瘤体包块一般为实性质硬包块；②腹胀、腹部压痛及肠鸣音亢进等类肠梗阻表现，而右侧结肠肠腔较粗大，此段肠管癌肿一般为溃疡型或突向肠腔内的菜花状癌，很少出现环状狭窄；③缺少影像学检查、内镜、病理检查的支持。

知识小链接

什么是结肠癌?

结肠癌是指发生于结肠部位的常见的消化道恶性肿瘤，占胃肠道肿瘤的第3位。以40～50岁年龄组发病率最高。男女发病率之比为(2～3)：1。在所有结肠癌中，以乙状结肠癌最常见，其次为盲肠癌，其好发部位依次为升结肠、降结肠、横结肠。左半结肠癌与右半结肠癌临床表现区别如表2所示。

表2　左半结肠癌与右半结肠癌临床表现的区别

特征	右半结肠癌	左半结肠癌
肠腔	粗大	较细
肠内粪便	液状稀便	成形，较干硬
癌肿性质	肿块型多见	溃疡型或浸润型多见
梗阻	少见	常见
癌肿破溃出血	常见	少见
腹部肿块	常见	少见
全身症状	贫血、消瘦、恶液质等常见	少见
全身转移	较晚	较早

2. 还需要做哪些检查?

(1) 纤维结肠镜检查：是诊断结肠癌最主要、最有力的工具。可直视病灶，了解病变部位、形态、数量、累及范围，并通过组织活检明确病变性质。

（2）钡灌肠摄片检查：是诊断结肠癌的常用方法，其清晰度优于腹部平片检查，有利于显示结肠内较小的病变。

（3）腹部B超、CT检查：不是诊断结肠癌的主要手段，可用在腹部扪及肿块时，帮助判断肿块位置、大小，属实性或囊性及有无腹内其他脏器转移有一定价值。

（4）血清肿瘤标志物测定：癌胚抗原（CEA）是结肠癌时临床上应用最广泛的一种细胞膜糖蛋白，它在结肠癌和其他非胃肠道癌肿时均可升高。糖抗原19-9（CA19-9）是一种肿瘤相关抗原，对胰腺癌具有较高的敏感性和特异性，对结肠癌的敏感性不及CEA，但特异性较CEA高。CEA和CA19-9间并无明显相关性，然而当CEA与CA19-9联合检测时敏感性较高，有助于早期发现，可作为结肠癌患者术后的常规监测指标。

3. 是否需要急诊手术?

患者虽起病较急，临床表现较重，但并未出现癌肿破溃、急性失血、急性腹膜炎等情况，且目前对疾病性质尚未确定，不宜贸然手术探查。因此，该患者目前有手术探查指征，但需完善相关检查后再决定是否手术。

病例预后

检查结果：肿瘤标志物CEA、CA19-9结果均阴性；腹部B超回报：右中上腹探查见边界较清楚约8.0cm×9.0cm大小的包块，包块固定，其横断面呈“同心圆”征，纵断面呈“假肾”征。考虑为回盲部肠套叠。

治疗过程：遂行急诊手术探查。术中见：腹腔少量渗液，部分回肠和盲肠套入升结肠，距回盲部20cm回肠扪及一大小约 5.0cm×4.0cm 肿物，有蒂与结肠内套入肠管相连，质中等，套叠处肠壁血运差，近端回肠无明显扩张。切除的肿物术中送冰冻，病理结果报告：小肠脂肪瘤。行肠切除、肠吻合术。冲洗腹腔，放置引流管。术后给予胃肠减压、抗炎、补液等对症支持治疗，1 周痊愈出院。

最后诊断：回盲部肠套叠。

经验教训：成人肠套叠临床上多为继发性起病，而老年患者首先应考虑是否系消化道肿瘤所致。由于老年人对疼痛不适有较强的耐受性，尤其是慢性起病者，腹部症状多不典型，缺乏肠套叠的特异性表现，因此给诊断带来一定困难，容易被忽视或造成误诊误治。因此临床上遇到反复发作性腹痛伴血便，同时查体发现腹部包块时，应考虑到肠套叠的可能性。

病例三

病例介绍

患儿赵某，男，8 个月，主因“腹痛、便血伴呕吐 5 天”入院。

现病史：患儿 5 天前因饮食不当后出现间歇性哭闹不安、双腿蜷曲、拒食，随后出现腹泻，开始为水样便，之后为血性黏液便，每天 7～8 次，同时伴有非喷射样呕吐，呕吐物为胃内容物及少量胆汁。在当地医院行大便常规检查，见红细胞＋＋，白细胞＋。遂诊断为“小儿急性细菌性痢疾”，给予抗炎、补液等对症治疗，症状并未缓解，遂送至我院急诊科。自发病以来，患儿精神、食纳较差，体重较前略减轻。

既往史：患儿既往无类似病史。

入院查体：体温38.2℃，脉搏、呼吸、血压均在正常范围内。患者精神较差，营养一般，无脱水征，巩膜及全身皮肤无黄染，心肺查体未见明显阳性体征。腹胀明显，未见肠型，右腹部轻压痛，无反跳痛及肌紧张，于右腹部可扪及约3.0cm×3.0cm大小质中可移动包块，肠鸣音亢进，可闻气过水声。行肛门指检，退出后指套可见果酱样血便。

辅助检查：血常规检查：白细胞计数$13\times10^9/L$，中性粒细胞87%，其余指标未见明显异常；血离子检查：血钠138mmol/L，钾3.6mmol/L，氯98mmol/L，钙2.1mmol/L；大便常规检查：肉眼血便，白细胞++，红细胞+++；腹部X线片示：两膈下未见游离气体，中上腹肠管明显充气；胸片及心电图检查未见明显异常。

病例分析

1. 首先考虑哪些诊断？

印象☞ 小儿急性菌痢？小儿肠梗阻？肠套叠？

(1) 小儿急性菌痢

支持依据：①该患儿发病前有进食不当；②患儿突出表现为腹痛、腹泻、呕吐及血性黏液便，这些都是小儿急性菌痢的典型表现；③当地医院大便常规及我院大便常规检查结果均查见红细胞及白细胞，提示菌痢的可能；④患儿体温升高，且血常规回报白细胞增高，以中性粒细胞为主，提示可能有急性炎症存在。

不支持依据：①急性菌痢一般在左下腹部乙状结肠部发病，这与患儿情况不符；②无法解释查体时所触及的右腹部包块。

(2) 小儿肠梗阻

支持依据：①患儿表现出的腹痛、呕吐也是小儿肠梗阻的典型表现；②查体见腹胀明显，且触及的质中包块可能为扩张的肠管，肠鸣音亢进，这些都与肠梗阻相似；③腹部X线片查见中上腹肠管明显充气，可能为肠梗阻所致。

不支持依据：①该患儿发病后并未出现肛门停止排便排气，这并不支持完全性肠梗阻的诊断；②无法解释血便及大便常规所见。

知识小链接

什么是小儿细菌性痢疾?

答：小儿细菌性痢疾是由痢疾杆菌引起的急性肠道传染病，主要通过粪-口途径传播。该病具有明显的季节性，以6、7月份多发，在我国发病率很高。临床上主要表现为发热、腹痛、腹泻、脓血便及里急后重，根据其临床特点一般分为普通型菌痢和中毒型菌痢两种。

2. 还需要做哪些检查?

(1) 大便培养：若见痢疾杆菌生长，可明确诊断。

(2) 生化检查：患儿因腹泻、呕吐导致体液丢失，可能引起电解质异常，若未及时发现，无适当的治疗，可能出现严重后果。

（3）钡灌肠摄片：可以观察肠道梗阻的部位和性质，有助于鉴别诊断。

（4）腹部B超：有助于判断腹部肿块性质，与其他疾病相鉴别。

3. 是否需要急诊手术？

印象 ☞ 患者需立即行急诊手术。

思考 ☞ 患儿经外院保守治疗后症状并未得到缓解，同时有加重的趋势。拟在办理急诊住院的同时完善术前检查，积极术前准备。

病例预后

检查结果： 消化道钡餐结果回报：钡剂充盈至升结肠中部时受阻，近端钡充盈呈杯口状，部分黏膜呈弹簧状，考虑为肠套叠。腹部B超提示肠梗阻、肠套叠。大便培养未查见痢疾杆菌。

治疗过程： 急诊行剖腹探查术，术中证实为回盲部肠套叠，部分套叠肠管缺血坏死，遂行肠切除、肠吻合术。术后给予抗感染、止血、输血、吸氧、持续胃肠减压及对症支持治疗，住院2周后治愈出院。

最后诊断： 回盲部肠套叠。

经验教训： 小儿腹部急症临床上较为多见，由于患儿表述不清或无法表述，加之很多时候症状并不典型，给诊断及后续治疗增加不少难度。

肠套叠多发生于婴幼儿，尤以2岁以下小儿多见。

婴幼儿时期回盲部的肠系膜尚未固定，系膜由于过长及松弛，使得回盲部肠管游动性过大，造成肠套叠发病的解剖学基础。临床上由于患儿表述能力有限，症状多不典型，而哭闹躁动使查体较为困难，且发病季节多在春季，若接诊医生经验不足，思维定势，容易将其诊断为急性菌痢。因此，临床医生需要熟悉这两种疾病的特点及鉴别方法，提高对本病的认识，才能在接诊时做到心中有数。

二、病例讨论

1. 肠套叠的概念是什么？

肠套叠是指某一段肠管套入与其相连的肠管腔内，其发生常与肠管活动度过大、肠功能紊乱或肠管内肿物等因素有关。肠套叠多发生在回盲部，尤以婴儿套叠发生在回盲部者为多。受肠管肿瘤等因素影响，套叠也可发生在小肠或结肠。当套叠时间较长或套入肠管较长时，系膜血管循环障碍引起肠管缺血坏死。

2. 肠套叠可分为哪几种类型？

根据肠套叠发生的部位和所累及的肠管，可分为以下几种类型：①回盲型：末端回肠经回盲瓣套入盲肠和结肠，此型最常见，占总数的50%～60%。②回结型：末端回肠套入回肠并进一步套入结肠，约占总数的30%。③回回结型：回肠先套入远端回肠内，然后整个再套入结肠内，约占总数的10%。④小肠型：小肠套入小肠，少见。⑤结结型：结肠套入结肠，少见。⑥空肠胃套叠，是一种逆行性套叠，指胃手术后发生的空肠逆行套入胃腔内，少见。⑦多发型：回结肠套叠和小肠套叠合并存在，肠套叠多为顺行性套叠，与肠蠕动方向相一致。在以上各类型中以回盲型和回结型最为常见。

3. 肠套叠的病因及发病机制是什么？

肠套叠的病因在成年人和婴幼儿患者是不同的，成年人中 70% ~90% 的患者是继发性的，多存在与肠套叠有关的肠道病变，其中肿瘤是最常见的病因之一；原因不明的特发性肠套叠只占 10% ~15%。在婴幼儿患者中，原发性肠套叠占 90% ~95%，常因食物性质突然改变、食物过敏、腹泻以及上呼吸道感染等；而继发于肠道本身的器质性病变者仅占 5% ~10%。

肠套叠可发生于肠道的任何部位，一般是顺着肠蠕动的方向将近端肠管套入远端肠管内，称为下行性或顺行性肠套叠；偶见因强烈的逆蠕动导致远端肠管逆行套入近端肠管内，称为上行性或逆行性肠套叠；有时可能发生多发性或多重性肠套叠。套入部随着肠蠕动不断地继续前进，该段肠管及其肠系膜也一并套入鞘内，颈部束紧不能自动退出。由于鞘层肠管持续痉挛，致使套入部肠管发生循环障碍，初期静脉回流受阻，组织充血水肿，静脉曲张，黏膜回流障碍加重，使动脉受累，供血不足，导致肠壁坏死并出现全身中毒症状，严重者可并发肠穿孔和腹膜炎。

4. 肠套叠的临床表现是什么？

（1）婴幼儿肠套叠：是小儿最常见的急腹症之一，是小儿肠梗阻的常见病因，80% 发生于 2 岁以下的儿童。

最多见的为回肠末端套入结肠。肠套叠的三大典型症状是腹痛、血便和腹部肿块。

①腹痛：为早期出现的症状，其特点是平素健康的婴儿，无任何诱因而突然发生剧烈的有规律的阵发性腹痛。患儿表现阵发性哭闹不安、屈腿、面色苍白。每次发作 10～20 分钟，以后安静入睡或玩耍如常，约数十分钟后又突然发作，其症状如前。如此反复多次，患儿精神渐差、疲乏不堪、面色苍白。这种有规律的阵发性腹痛，是由于较强的肠蠕动波把套入的肠管向前推进，牵拉肠系膜，同时套叠鞘部发生强烈收缩所引起。个别较小的患儿可无剧烈哭闹，仅表现为阵阵不安和面色苍白，随后进入休克状态，需特别警惕。

②便血：是本病的特征之一，多于病后 4～12 小时开始便血，待套叠远端的正常大便排完后，随即便出血性黏液便，即果酱样便。肠壁损伤严重时可排出新鲜血便或血水，一般无臭味。当疑为本病而尚无便血时可作直肠指检，如指套见酱色血污则有同样的诊断意义。

③腹部肿块：是具有重要诊断意义的腹部体征，肿块的部位依套入点和套入程度而定，一般多在升结肠、横结肠和降结肠位置。在病程早期，肿块多位于右上腹部，呈腊肠样，光滑而不太硬，略带弹性，可稍活动，有压痛。以后随套叠的进展，肿块可沿结肠移至左腹部，严重时可套入直肠内，直肠指检可触及子宫颈样肿物。

④呕吐：起病不久即出现反射性呕吐。这是由于肠系膜被牵拉所致，呕吐物为奶块或食物，之后可有胆汁甚至粪便样物，是肠梗阻严重的表现。

⑤全身情况：发病早期患儿全身情况尚好，体温正

常，仅有面色苍白，精神不好，食欲不振或拒食。随发病时间延长，一般情况逐渐严重，表现精神委靡、嗜睡、脱水、发热、腹胀，甚至休克或腹膜炎征象。

（2）成人肠套叠：发病年龄多在40～60岁，可为急性或慢性复发性肠套叠，而尤以后者为多见，其发生原因常与肠息肉、肿瘤等病变有关。表现呈完全性或不完全性肠梗阻，肠套叠症状与体征多不典型。

发病时多有恶心、呕吐及阵发性腹痛，最初几次大便中可能有少量脓血，但也可完全正常。阵发性腹痛时多能看到肿块，腹软可扪及质韧光滑的腊肠样包块。有的慢性肠套叠症状很不典型，在阵痛的间歇期可能恢复原状，或肠套叠自行复位，完全消失，所以发作过后检查常为阴性。

5. 肠套叠的诊断标准是什么？

（1）小儿原发性肠套叠：一般根据患儿病史及腹痛、血便、腹内肿块三大典型症状不难作出诊断。通过血生化及常规检查有助于判断患儿的失水程度、电解质和酸碱平衡失调情况。对有怀疑者可行钡灌肠造影，若显示杯口状充盈缺损并被堵塞即可确诊。对不适合行气钡灌肠者可选择立位腹部平片及B超检查。

（2）成人肠套叠：由于病因复杂、临床表现差异较大，术前诊断具有一定的困难性。其临床特点是：多有诱发原因，疾病呈慢性发作，常表现为不完全性肠梗阻、阵发性绞痛，其程度和间歇时间因人而异，而呕吐、血便则一般出现较晚。下列情况应想到本病的可能：①原因不明的慢性不完全性肠梗阻，合并腹痛、血便者。②由于腹胀、肥胖等因素，查体时易忽略肿块的存在，应注意对比腹痛发作前、后的腹部查体，有时在腹痛发作期，肿块更易触及。③成人血便的特点不像儿童肠套叠那样为典型果酱样便，一般多为黏液样或隐血阳性，当后期出现肠坏死时，多有血便。因此，应强调早期直肠指诊检查，若查见指套染血，对疾病的诊断具有重要意义。④症状不典型的患者可行钡剂灌肠检查，若显示受阻部位呈杯口状即可确诊。

6. 肠套叠的检查方法有哪些？

（1）直肠指诊：部分套叠的头部可在指诊时触及，甚至在肛门外即可看到套叠外翻的黏膜，并伴有血性黏液分泌物。

（2）X线检查：①腹部平片：可见到扩张积液、积气的肠曲，有时见到软组织肿块；②钡餐检查：对发现空肠胃套叠最有意义，对小肠型、回结肠型也有一定的参考价值；③气钡灌肠：是诊断和治疗回结肠型及结肠型套叠的重要方法，确诊率96%。部分患者可同时整复治疗或发现肿瘤、息肉、憩室等病变。

（3）腹部B超：腹部B超对发现腹部肿块有帮助，同时可以鉴别腹块的来源，但由于受肠道内气体的影响，检出率并不高。

（4）腹部CT：不受周围气体的影响，可见到典型的“轮胎征”或“靶征”。

7. 肠套叠的鉴别诊断是什么？

（1）小儿肠套叠鉴别

①细菌性痢疾：多见于婴幼儿，起病急，有阵发性腹痛、血便等，可能与肠套叠混淆。但痢疾排便次数多，

含有大量黏液和脓血便，有里急后重，早期即有发热，腹痛不如肠套叠剧烈而有规律，腹部也触不到肿块。粪便检查可见大量脓细胞，培养有痢疾杆菌生长。鉴别常无困难，但值得注意的是，在细菌性痢疾的基础上，因肠蠕动紊乱，也可并发肠套叠。

②急性坏死性肠炎：可表现为腹痛、呕吐和血便，但该病多有腹泻史，早期即可表现为腹胀、高热和频吐，大便频繁，呈洗肉水样，量较多，具有特殊腥臭味，全身情况恶化快，常表现严重脱水、皮肤花纹等休克症状。

③蛔虫性肠梗阻：多见于较大儿童，可有阵发性腹痛、呕吐，在腹部可触及蛔虫团，颇似腊肠样肿块，但其表面常呈条索状，一般无血便。发病不如肠套叠急骤，多有排蛔虫或不当驱虫史。

④过敏性紫癜：多见于年长儿，多数有新鲜的出血性皮疹，伴有关节痛，有时伴有血尿。血便多呈暗红色，腹部触不到肿块，这些症状有助于与肠套叠相鉴别，有时本病可并发肠套叠，应引起注意，必要时应作 X 线检查。

（2）成人肠套叠鉴别

①结肠癌：结肠癌为外科常见病，多发生于老年人，由于癌肿部位不同，临床症状各异，一般出现原因不明的贫血、乏力、消瘦、食欲减退、隐痛不适、腹部触及肿块及排便习惯改变时，应注意排除该病。

②肠梗阻：典型临床表现为腹痛、腹胀、呕吐、停止排便排气及全身表现，行立位腹部平片可见梗阻近端肠管明显扩张，远端则无气体，同时可见阶梯状气液平面。钡灌肠有助于确定梗阻部位及治疗。

③急性细菌性痢疾：一般起病较急，表现为畏寒、发热、恶心等全身中毒症状，腹痛、腹泻症状较重，大便开始呈稀水样便，随后呈黏液或黏液脓血便，伴有里急后重，每日排便数次至数十次不等，左下腹压痛明显，有时可触及痉挛肠管。少数患者可因呕吐严重，补液不及时脱水、酸中毒，电解质紊乱，发生继发性休克。

④消化性溃疡：多表现为慢性、周期性、节律性中上腹部疼痛，疼痛多与进食有关，同时常伴有其他胃肠道症状，如反酸、烧心、嗳气、恶心、呕吐等，一般经消化道内镜检查可确诊并行治疗。

8. 肠套叠的非手术治疗

空气灌肠复位法：施行前 30 分钟先给予镇静解痉剂，待患者安静后，将气囊肛管插入直肠并充气，阻塞肠腔，肛管接空气灌肠复位器，先经腹部透视除外膈下游离气体，了解肠内空气情况。开始注气，压力自低逐渐增高，但不超过 12～13kPa，气体达套叠部时呈环形、钳形或半月形阴影，持续加压后如套叠缓解可见上述阴影消失，有大量空气进入小肠。将气囊放气，拔出肛门，可有大量气体、果酱样大便及黄色粪便流出。空气灌肠复位法的疗效约 90%。空气灌肠复位较为安全，少数情况下可发生肠穿孔，多与空气加压过快过猛有关，可见气体向肠外扩散，腹部急性膨胀，膈下有游离气体，应急诊行腹腔穿刺排气，并行手术治疗。灌肠过程如发现肿物影停滞不动，加压后仍不移动而结肠扩张，应认为失败，即停止灌肠，准备改用手术治疗。

9. 肠套叠的手术适应证是什么?

(1) 肠套叠经空气加压灌肠等非手术复位未成

功者。

（2）发病超过45小时，或临床疑有肠坏死者。

（3）空气灌肠复位后出现腹膜刺激征及全身情况恶化。

（4）复发性肠套叠，尤其发生于儿童者。

（5）经非手术治疗缓解后，反复发作者。

10. 肠套叠的开腹手术步骤是什么？

（1）在进行肠套叠手术时，应先进行仔细的探查，发现病变所在的位置，观察套入的肠管是否有坏死，选择适宜的手术。

（2）对外观无肠坏死的肠套叠，可采用挤捏外推的方法，如同挤牛奶一般将套入的肠管挤出。先在套叠部的远端肠管部握住肠管靠近套叠部，缓慢地握紧并增加挤的压力。这样，套入的肠管可逐渐退出复位。由于肠套入后，肠壁有水肿，组织脆弱，不能承受牵扯的力量，若采用扯拉的方法，容易产生肠管浆肌层撕裂甚至肠管全层破裂。套叠复位后应观察系膜动脉搏动的情况、静脉有无梗塞、肠壁损伤的程度。检查肠壁或肠管部有无肿瘤等引起套叠的诱因。若无这些情况可以温盐水垫湿敷复位后的肠段，观察肠管是否可以恢复正常，对一些游离度甚大的盲肠可以用不吸收线缝合将其固定在后腹膜上以防再次套叠。

（3）当套叠的肠管复位后，如发现肠壁有较广泛的出血或破损、坏死，则应行肠段部分切除吻合，并根据肠管切除的部位、肠系膜血管损伤的情况进行端端、端侧吻合。

（4）如套叠是由于肿瘤、局部肠管病变引起，则可根据病变的性质进行部分切除或区域根治性切除。

（5）套叠部分处理结束后，根据腹腔污染的程度进行清洗，如果有肠坏死或污染程度较重，还应考虑是否需要放置腹腔内引流。

11. 肠套叠的术后注意事项是什么？

（1）术后定时扩肛或作肛管排气，如有持续排便、排气，即可恢复饮食。

（2）做肠套叠单纯复位的患者，大部分都有肠内毒素被吸收而引起的高热，除对症处理和补液外，应早期下床活动，必要时口服缓泻剂，促使肠内容物及早排出体外。

（3）做肠外置或肠造瘘者，必须经常更换敷料，注意保护皮肤，待病情好转再作进一步手术。

肠扭转 ►►►►

肠扭转是肠管的其中一段肠襻沿某一个固定点旋转（一般旋转超过180°，重者可扭转2~3圈），使肠腔受压变窄，引起肠管扭转梗阻，若压迫影响肠系膜血管的血液供应，将导致受其供应的肠管发生缺血，形成绞窄性肠梗阻，甚至出现穿孔、急性腹膜炎。肠扭转是肠梗阻中病情凶险、发展迅速的一类。如不能及时处理，将会有较高的死亡率。肠扭转的发病率具有一定的地区性，亚洲、非洲及东欧较常见，而美国和英国较少见。肠扭转在我国是一种常见的肠梗阻类型，占肠梗阻的6%~10%，一般农村发病率高于城市。男性发病率高于女性。

本章节主要对肠扭转的诊断、鉴别诊断及治疗进行阐述，望对读者在临床诊治中有所帮助。

一、病例分析

病例一

病例介绍

李某，男，57岁，主因“腹痛，伴腹胀、呕吐”1天入院。

现病史：患者于1天前无明显诱因突然出现左下腹疼痛，起初为阵发性疼痛，后症状逐渐加重，呈持续性胀痛，并伴有明显腹胀感，肛门停止排便、排气，同时伴有恶心、呕吐，呕吐物为所进食物。于当地卫生所给予抗炎、补液等治疗，症状无缓解，遂来我院急诊。

既往史：3年前因“胆结石”于外院行“胆囊切除术”。既往有习惯性便秘，平均3~4天解大便一次，大便常成硬结状。

入院查体：体温38.8℃，脉搏96次/分，呼吸22次/分，血压100/70mmHg。患者神志清，精神较差，呈急性痛苦病容。巩膜及全身皮肤无黄染，心肺查体未见明显阳性体征。腹部膨隆，尤以左腹部为著，右上腹部见一长约5cm手术切口瘢痕，可扪及有弹力的压痛性肿块，反跳痛及肌紧张不明显，叩诊左腹部鼓音显著，移动性浊音阳性，可闻及高亢肠鸣音，10~12次/分。

辅助检查：血常规检查：白细胞计数 $16.4\times10^9/L$，中性粒细胞 88%；尿常规未见明显异常；腹部 CT 检查示：腹部肠管明显积液、扩张，考虑为肠梗阻。胸片及心电图未见明显异常。

病例分析

1. 首先考虑哪些诊断？

印象☞ 肠梗阻。

支持依据：①患者既往有胆囊切除术史，可能存在肠粘连引起粘连性肠梗阻；且患者系老年男性，既往有长期便秘习惯，此次发病也可能因粪石堵塞肠腔所引起。②患者存在阵发性腹痛、腹胀，肛门停止排便、排气，并伴有恶心、呕吐等症状，这些都是肠梗阻的典型表现。③查体所见的体征与肠梗阻表现类似，且主要体征存在于左侧腹部，估计梗阻部位位于乙状结肠部。④腹部 CT 见肠管明显扩张，提示肠梗阻的可能性。⑤血常规中白细胞增高超过正常范围，提示目前可能有急性炎症的存在。⑥患者经内科保守治疗后症状并未好转，这也具有提示作用。

不支持依据：①患者既往行胆囊切除术，手术部位为右上腹部，但此次发病却以左侧为主；②缺乏更多影像学检查结果的支持，如立位腹部平片、腹部 B 超。

知识小链接

什么是肠梗阻?

肠梗阻指肠内容物在肠道中通过受阻，为常见急腹症。其病因可分为三大类：①机械性；②动力性；③血运性。临床上多表现为不同程度的腹痛、呕吐、腹胀和停止排便排气等症状。粘连性肠梗阻是所有肠梗阻中最常见的一种类型，占肠梗阻的40%～60%，而在其中，约80%的粘连性肠梗阻是由于手术后粘连所引起。

2. 还需要做哪些检查?

(1) 血常规：复查血常规，观察白细胞计数及中性粒细胞比例是否持续增高，判断疾病严重程度。

(2) 生化检查：肠梗阻患者因腹胀、体液丢失引起膈肌升高、尿量改变等，均会引起电解质异常，若未及时发现、无适当的治疗，可能出现严重后果。

(3) 立位腹部平片：典型的肠梗阻患者腹部平片可显示梗阻以上肠腔充气，多个肠袢内出现气液平面，呈阶梯状。对疾病诊断具有较大帮助。

(4) 钡灌肠摄片：用于疑似肠梗阻的患者，可显示肠梗阻的部位和性质，诊断率较高。

(5) 腹部B超：急诊B超简便易行，但因肠袢胀气，可能影响诊断的效果。

3. 是否需要急诊手术?

印象☞ 患者症状进行性加重，有急诊手术探查指征。完善相关术前检查，明确病变位置后选择手术方式。

思考☞ 患者3年前行胆囊切除术，但此主要症状集中于左侧腹部，不易判断此次发病与上次术后发生炎症引起的肠粘连是否相关。该患者在入院前经补液、抗炎等非手术治疗1天后，症状并未缓解，且逐渐加重，此时应及时改为手术探查治疗，避免出现症状进一步恶化。

病例预后

检查结果： 患者行立位腹部平片示：左侧腹部可见一显著充气的孤立肠袢，自盆腔达上腹部，余结肠及小肠肠腔扩张，考虑肠梗阻。

治疗过程： 急诊全麻下行剖腹探查术，术中见腹腔内约200ml淡黄色渗液，乙状结肠肠袢顺时针扭转约2圈，肠袢扭转较紧，肠管显著膨胀，肠管出现血运障碍，肠壁红肿，部分呈青紫色。术中将扭转肠管完全复位，抽净腹腔渗出液，以甲硝唑、生理盐水彻底冲洗腹腔，切除部分坏死肠管，行肠管端-端吻合术，放置腹腔引流管。术中冰冻及术后病理结果提示为急性炎症。术后给予补液、抗炎、胃肠减压、定期换药等对症处理。7天后患者痊愈出院。

最后诊断： 乙状结肠扭转，急性腹膜炎。

经验教训： 在临床中对干腹痛的患者，尤其是有肠梗阻表现的患者要考虑到肠扭转的可能性，外科医生需要掌握绞窄性肠梗阻的临床表现和肠扭转的典型症状、体征及相关辅助检查结果。腹部X线平片对肠扭转的诊断有一定帮助，但不应过分依赖X线的诊断结果，否则容易造成误诊。当确认绞窄性肠梗阻存在而病因不明时，应及时行剖腹探查，明确病变情况。当患者经过积极抗炎、抑酸、解痉及对症治疗后，症状无明显缓解时，需要注意外科手术指征的存在。

病例二

病例介绍

黄某，男，19岁，主因“腹痛5小时”入院。

现病史：患者于5小时前午饭后运动，突然出现脐周及右下腹持续性疼痛，向腰背部放射，并逐渐加重，伴有恶心、频繁呕吐，呕吐物为所进食物，非喷射样。患者被送至校医院，给予补液、抗炎等治疗，症状无明显缓解，遂送至我院。

既往史：患者既往体健，无相关病史。

入院查体：体温37.1℃，脉搏86次/分，呼吸20次/分，血压110/70mmHg。患者神志清，呈急性痛苦病容。巩膜及全身皮肤无黄染，心肺查体未见明显阳性体征。腹部膨隆，未见肠型及蠕动波，未见腹壁静脉曲张，中腹部及右下腹部腹肌略紧张，压痛阳性，反跳痛不明显，腰大肌试验可疑阳性，闭孔内肌试验阴性，腹部移动性浊音阴性，肠鸣音较弱。

辅助检查：血常规检查：白细胞计数$12.8 \times 10^9/L$，中性粒细胞78%；尿常规未见明显异常；血、尿淀粉酶均在正常范围。腹部平片示：腹部胀气，无膈下游离气体，无气液平面。

病例分析

1. 首先考虑哪些诊断？

印象☞ 急性阑尾炎。

支持依据：①右下腹痛是急性阑尾炎的常见临床表现；②查体右下腹部腹肌紧张，麦氏点附近压痛阳性，这些可能提示急性阑尾炎的存在；③患者系进食后活动而起病，这也是急性阑尾炎的诱因之一；④腰大肌试验可疑阳性，这对急性阑尾炎具有辅助诊断的作用；⑤血常规中白细胞增高超过正常范围，提示目前有急性炎症的存在；⑥患者经内科保守治疗后症状并未好转，这也具有提示作用。

不支持依据：①患者入院前在校医院行补液、抗炎对症治疗无效，可能急性阑尾炎情况较重，也可能此次症状为其他疾病引起；②腰大肌试验仅为可疑阳性，闭孔内肌试验阴性，且未触及异常包块，并不能完全肯定是否存在急性阑尾炎；③缺乏更多影像诊断检查结果的支持，并不能确诊急性阑尾炎。

思考☞ 什么是急性阑尾炎？

阑尾是从盲肠下部内后方伸出的细长盲管，呈蚯蚓状；一般长 5～10cm，直径 0.5～0.7cm。阑尾的开口狭小、阑尾系膜短，容易扭曲；阑尾膜下淋巴组织常因增生、肿胀，使阑尾腔更为狭小；阑尾动脉为终末血管，无吻合支，容易发生血运障碍。因此，粪石等异物容易在阑尾腔堵塞，形成黏膜溃疡，加上大肠杆菌和厌氧菌等乘虚而入，导致急性阑尾炎（acute appendicitis）。急性阑尾炎为阑尾的急性化脓性炎症，是急腹症中最常见的疾病（约占1/4）。急性阑尾炎多见于青年，尤其以20～30岁年龄组为发病高峰。

能否排除急性胰腺炎的诊断？

尽管入院时行血、尿淀粉酶检查，结果均在正常范围内，但仅靠一次检查并不能排除急性胰腺炎的可能，因为这些指标在急性胰腺炎发展的不同时限处于动态变化（血清淀粉酶AMS于发病后6～12小时开始升高，12～72小时达到峰值，3～5天逐渐恢复正常；血清脂肪酶LPS于发病后4～8小时开始升高，24小时达到峰值，可持续10～15天）。因此应多次复查，排除急性胰腺炎的可能。

2. 还需要做哪些检查？

（1）血常规：复查血常规，观察白细胞计数及中性粒细胞比例是否持续增高，判断疾病严重程度。

（2）血、尿淀粉酶：及时、多次复查血、尿淀粉酶及血清脂肪酶等相关检查，以排除急性胰腺炎。

（3）腹部B超：对急性阑尾炎具有明确诊断的价值。

（4）腹部CT：有助于排除其他急腹症。

（5）腹腔穿刺：如诊断有困难时，可作腹腔穿刺，通过观察穿刺液及化验检查，对鉴别诊断有重要意义。

完善相关术前检查。

3. 是否需要急诊手术？

患者症状进行性加重，有急诊手术探查指征。可在完善相关术前检查的同时积极行术前准备。

病例预后

检查结果：患者行立位腹部平片提示：腹部可见多个液气平面，右下腹肠管扩张，考虑肠梗阻；下消化道钡剂造影提示：盲肠稍膨大，其中可见"弹簧样"小肠黏膜影，升结肠及横结肠近段肠腔变窄，激惹，呈挛缩状态，不能充盈。可能为不完全性肠套叠（回结型）。

治疗过程：麦氏切口，术中发现腹腔内大量淡红色液体溢出，吸出约100ml，探查肝、脾、胃正常，阑尾无充血、水肿。切口丁字形延长，见距盲肠约25cm处肠管扩张，有30cm肠管沿顺时针方向扭转2周，肠袢已经失活、坏死、发黑无光泽，决定行此段肠襻切除一期肠吻合术，切除肠管约26cm，置腹腔引流管1根，结束手术。术中输血400ml，术后诊断肠扭转；术后无肠瘘发生，10天后痊愈出院。

最后诊断：小肠部肠扭转。

经验教训：患者早期出现非喷射样频繁呕吐，即使没有典型X线表现，也需要考虑到肠扭转的可能性。一般来说，肠扭转的疼痛感明显强于急性阑尾炎等一般急腹症，患者常为饱餐后突发剧烈腹部绞痛，且持续不断，表现为极度痛苦不安，自动蜷曲或辗转。当术前诊断不是很明确时，建议先腔镜下探查，若不具备腔镜手术条件，建议选取剖腹探查切口，有利于切口上下延长。不应盲目选择麦氏切口，造成术中的被动。

病例三

病例介绍

王某，男，36岁，主因“腹痛加重1天，伴腹胀、呕吐”入院。

现病史：患者于6小时前活动后突然出现中、上腹疼痛，疼痛呈逐渐加剧，并向腰背部放射，伴频繁呕吐，非喷射样，呕吐物为胃内容物，同时伴有恶心、腹胀。在家休息后症状无明显缓解，患者无法耐受，遂来我院消化急诊就诊。

既往史：既往无类似表现。

入院查体：体温37.2℃，脉搏98次/分，呼吸20次/分，血压110/70mmHg。患者神志清，呈急性痛苦病容。巩膜及全身皮肤无黄染，心肺查体未见明显阳性体征。腹部膨隆，未见肠型及蠕动波，未见腹壁静脉曲张，中腹部及上腹部压痛阳性，伴轻度反跳痛及肌紧张，腹部移动性浊音阴性，肠鸣音较弱。

辅助检查：血常规检查：白细胞计数13.6×10^9/L，中性粒细胞87%；尿常规及肝肾功未见明显异常；血、尿淀粉酶均在正常范围；空腹血糖4.7mmol/L。胸片及心电图未见明显异常。

病例分析

1. 首先考虑哪些诊断？

印象☞ 急性胰腺炎。

支持依据：①患者上腹痛明显并向腰背部放射，这是急性胰腺炎的重要症状之一；②患者有恶心、呕吐，这是急性腹膜炎的早期常见症状；③查体所见腹部体征（中腹部及上腹部压痛阳性，伴轻度反跳痛及肌紧张，肠鸣音较弱），这些与急性胰腺炎的表现相近；④血常规中白细胞增高超过正常范围，提示目前有急性炎症的存在。

不支持依据：①患者无暴饮暴食或大量饮酒的病史；②患者巩膜及全身皮肤无黄染，提示不存在胆道梗阻情况，这与我国常见急性胰腺炎的病因相悖；③查血、尿淀粉酶及空腹血糖并无特征性升高，这些并不支持急性胰腺炎的诊断；④缺乏其他辅助检查结果的支持。

思考☞ 什么是急性胰腺炎？

急性胰腺炎是临床上常见的急腹症，是由多种病因导致胰酶在胰腺内被激活后引起胰腺组织自身消化、水肿、出血甚至坏死的炎症反应。临床上常表现为急性上腹痛、恶心、呕吐、发热和血胰酶增高。病变程度轻重不等，轻者以胰腺水肿型为主，临床多见，病情常呈自限性，预后良好，治疗上仅需内科保守治疗，不需进行手术干预，经胃肠减压、抗炎及液体复苏等治疗后症状很快缓解，一般较少复发。而少数病情重者为出血坏死型胰腺炎，常继发感染、腹膜炎和休克等多种并发症，病死率高，往往需要手术治疗，预后较差。本例患者为青壮年男性，此次系活动后起病，并伴有频繁非喷射样呕吐，这些并非急性胰腺炎的特点，故尚需要与其他急腹症相鉴别。

2. 还需要做哪些检查？

（1）血常规：复查血常规，观察白细胞计数及中性粒细胞比例是否持续增高，判断疾病严重程度。

（2）血、尿淀粉酶：及时、多次复查血、尿淀粉酶及血清脂肪酶等相关检查，这些指标在急性胰腺炎发展的不同时段处于动态变化（血清淀粉酶AMS于发病后6～12小时开始升高，12～72小时达到峰值，3～5天逐渐恢复正常；血清脂肪酶LPS于发病后4～8小时开始升高，24小时达到峰值，可持续10～15天）。

（3）生化检查：复查离子五项，患者因体液丢失、腹胀引起膈肌升高、尿量改变等，均会引起电解质异常，若未及时发现、无适当的治疗，可能出现严重后果。

（4）腹部B超：该患者腹胀明显，可能会影响B超的观察，但因为病情较急，相对于其他影像学检查，B超具有简便快捷的优点，可以尽快了解腹部大体情况。

（5）腹部CT：对于急性胰腺炎严重程度的判断及附近器官是否受累具有指导意义。

（6）腹部立位平片：可以帮助排除其他急腹症，如内脏穿孔、肠梗阻等。

3. 是否需要急诊手术？

患者起病迅速，腹痛症状逐渐加重，现已出现轻度腹膜刺激症状，提示病情较重，进展较快，有急诊手术探查指征。需要积极完善相关术前准备，并需要大量配血，以备不时之需。

病例预后

检查结果：患者行立位腹部平片示左侧腹部可见一显著充气的孤立肠袢，自盆腔达上腹部，余结肠及小肠肠腔扩张，考虑肠梗阻。

治疗过程及结果： 患者入院后给予胃肠减压、补液、抑酸等对症治疗，症状无明显改善，遂于急诊全麻下行剖腹探查术。术中见腹腔内约100ml淡黄色渗液，乙状结肠肠袢顺时针扭转约一圈半，肠袢扭转较紧，肠管显著膨胀，肠管出现血运障碍，肠壁红肿，部分呈青紫色。术中将扭转肠管完全复位，抽净腹腔渗出液，以甲硝唑、生理盐水等彻底冲洗腹腔，将部分坏死肠管切除，肠壁端－端吻合术，放置腹腔引流管。术中冰冻及术后病理结果提示为急性炎症。术后给予补液、抗炎、胃肠减压、定期换药等对症处理。术后7天患者痊愈出院。

最后诊断： 乙状结肠扭转，急性腹膜炎。

经验教训： 临床上许多外科疾病均可导致继发性胰腺改变，出现血清淀粉酶升高，如消化道溃疡穿孔及梗阻、急性阑尾炎、异位妊娠破裂及肠系膜血管阻塞等，因此对于高淀粉酶血症的患者应进行全面分析，详细询问病史，仔细进行体格检查，动态观察病情演变，综合分析相关临床资料，而不能片面考虑为急性胰腺炎，否则可能导致对其他外科急腹症治疗的延误，造成严重后果。

二、病例讨论

1. 肠扭转的概念是什么？

肠扭转是肠管的其中一段肠襻沿某一个固定点旋转（一般旋转超过180°，重者可扭转2～3圈），使肠腔受压变窄，引起肠管扭转梗阻，若压迫影响肠系膜血管的血液供应，将导致受其供应的肠管发生缺血，形成绞窄性肠梗阻，甚至出现穿孔、急性腹膜炎。肠扭转是肠梗阻中病情凶险、发展迅速的一类。如不能及时处理，将会有较高的死亡率。肠扭转的发病率具有一定的地区性，亚洲、非洲及东欧较常见，而美国和英国较少见。肠扭转在我国是一种常见的肠梗阻类型，占肠梗阻的6%～10%，一般农村发病率高于城市。男性发病率高于女性。

2. 肠扭转的分类有哪些?

根据肠扭转所发生部位的不同，大体可以分为小肠扭转、结肠扭转（盲肠扭转、横结肠扭转及乙状结肠扭转）。

3. 肠扭转的病因是什么?

肠扭转的病因与以下三种因素有关：

（1）解剖因素：肠袢和其系膜的长度比肠袢两端根部间的距离相对地过长，即容易发生扭转，所以，肠袢和其系膜的长度虽在正常范围，若两端之间的距离因解剖异常或手术、腹腔炎症、结核等发生粘连，可引起肠系膜狭窄或明显扭曲而发生肠扭转。

（2）物理因素：饱餐后突然大量食物涌入近侧空肠袢内，由于动力及重力关系，这段肠袢坠入左下腹，迫使远侧含有气体的回肠上升移至右上腹形成顺时针方向扭转；当肠腔内积有大量粪便或蛔虫团、肠肿瘤、憩室或先天性巨结肠等都可使肠袢重量大大增加，在以上解剖条件下发生扭转。

（3）机械因素：强烈的肠道蠕动、体位的突然改变如劳动时身体向前屈或剧烈运动，也能导致肠扭转的发生。因此，避免在饱餐后进行剧烈活动，尤其是需要身体前俯和旋转的劳动，对预防肠扭转有重要意义。

4. 肠扭转的发病机制是什么？

（1）小肠扭转：小肠梗阻可发生于任何年龄，但一般多见于儿童及青壮年。小儿患者多为肠道先天发育异常所致，而成年患者多继发于一定的病理基础之上，如手术后肠粘连、肠系膜肿瘤、麦克尔憩室（Meckel 憩室）、肠系膜过长等。

（2）结肠扭转

①盲肠扭转：盲肠扭转较乙状结肠扭转少见，多为青壮年发病。正常盲肠附着在后腹壁，完全为腹膜所覆盖，不会发生扭转。但由于胚胎期盲肠和升结肠与腹后壁腹膜未能完全融合而形成系膜，当盲肠异常活动时，易造成扭转；另外，与其他先天性异常、升结肠肿瘤、肠腔狭窄、肠蠕动亢进、长期便秘和腹胀等因素有关。

②横结肠扭转：横结肠扭转较为少见，约占结肠扭转的3%。一般女性多于男性，多发生于中年，偶可见于儿童。横结肠扭转常建立在其他先天性畸形或病变的基础上，如先天性索带、结肠脾区过度活动、慢性便秘、远端梗阻性病变、腹部手术史或妊娠史。

③乙状结肠扭转：据统计，结肠扭转在我国约占肠扭转发病率的20%，而其中多发生于乙状结肠。乙状结肠扭转多见于老年人，男性多于女性，多有慢性便秘史。乙状结肠是结肠中最游离的部分，其系膜长径往往较长，可至脐部平面，而其横径相对较窄，呈马蹄铁形∩，因此容易发生扭转。乙状结肠内的粪块、肿瘤及憩室等均可诱发其产生扭转。乙状结肠扭转属于闭袢性肠梗阻，

扭转的肠袢常呈高度扩张膨胀，当肠壁膨胀过度时，可能发生张力性坏死或肠穿孔。

5. 肠扭转的临床表现是什么？

（1）小肠扭转：小肠扭转在临床上常表现为急性完全性肠梗阻。

①症状

腹痛：突然出现脐周或上腹部持续性腹痛，并有阵发性加剧，常伴有腰背部牵涉痛（与牵拉肠系膜根部有关）。

呕吐：呕吐较频繁，呕吐物常为胃内容物，可伴有胆汁。

腹胀：早期腹胀感不明显，随着病程推移，腹胀逐渐加重。

无法平卧：患者不能平卧，常在床上翻滚不安，喜取胸膝卧位或蜷曲的侧卧位。

②查体

视诊：患者常呈急性痛苦病容；部分患者面色苍白，脉搏细速，呈休克早期表现，若不及时纠正，可能发生休克。早期腹部无明显膨隆，随后腹膨隆逐渐加重，有时呈局限性膨隆，可见扩张肠型。

触诊：早期压痛较轻，无明显腹肌紧张和反跳痛，至病程后期，压痛、反跳痛及肌紧张均较为明显。

叩诊：叩诊呈鼓音。

听诊：肠鸣音一般早期较为亢进，但后期减弱；可闻及气过水声。

（2）结肠扭转

1）盲肠扭转：盲肠扭转较少见，多发生在盲肠活动度较大的患者，一般可分为急性与亚急性两种。

①症状

❖急性症状常呈典型低位肠梗阻的表现：

腹痛：中腹部或右下腹突然腹痛发作，为绞痛性质，阵发性加重。

呕吐：常有明显恶心、呕吐。

腹胀：腹胀感明显。

排便、排气：肛门停止排便、排气，或开始时有少量排气、排便。

❖亚急性症状表现为反复发作的不全肠梗阻征象：

腹痛：起病稍缓，发作时有右下腹部疼痛不适。

呕吐：可伴有恶心、呕吐。

腹胀：有程度不同的腹胀感。

②查体

视诊：患者常呈急性痛苦病容，腹部不对称膨隆。

触诊：腹胀明显，右下腹肌紧张，可触及胀气肠管，有压痛及反跳痛。

叩诊：腹部叩诊呈鼓音。

听诊：听诊肠鸣音亢进并有高调，与机械性肠梗阻相同，或有气过水声。

2）横结肠扭转：横结肠扭转发病急骤，常表现为急性机械性肠梗阻，临床上与其他原因所致的结肠梗阻难以区别，易造成误诊。

①症状

腹痛：常为上腹部阵发性绞痛。

呕吐：呕吐较轻，发生较晚。

腹胀：一般腹胀感较明显。

排便、排气：肛门停止排便排气。

②查体

视诊：患者常呈急性痛苦病容，可见不对称腹部膨隆。

触诊：上腹部可触及扩张并有压痛的肠袢，反跳痛、肌紧张可不明显。

叩诊：叩诊呈鼓音。

听诊：早期肠鸣音亢进，可闻及气过水声。

3）乙状结肠扭转：乙状结肠扭转多见于老年人，男多于女，多有慢性便秘史，腹痛和进行性腹胀为两个主要的临床表现。

①症状

腹痛：中下腹急性腹痛，为阵发性绞痛，疼痛感较小肠扭转略轻。

呕吐：恶心、呕吐并不明显。

腹胀：发病后不久，即有明显腹胀感，随着病程推移，腹胀感逐渐加重。

排气排便：较少或停止排便、排气。

②查体

视诊：患者常呈急性痛苦病容；腹部呈不对称膨隆，以左侧为著。

触诊：腹部左侧压痛，可扪及有弹力压痛的包块，当肠扭转严重时晚期可有反跳痛、肌紧张等腹膜刺激体征。

叩诊：叩诊左侧腹部鼓音显著。

听诊：肠鸣音亢进或不能听到，伴有气过水声。

6. 肠扭转的诊断依据是什么？

肠扭转发病往往急剧，病情发展快，早期即可出现休克，其临床症状除肠梗阻的一般表现外，根据扭转部位的不同，又有其特殊的表现。

（1）小肠扭转

病史及临床表现：急性小肠扭转多见于青壮年，常于饱餐后剧烈运动时发生，主要症状为腹部阵发性剧烈绞痛，常牵涉到腰背部，如扭转累及全部小肠则呕吐很剧烈，而腹胀不明显，如扭转仅累及一段肠袢则膨胀局限于一处，腹部可见肠型及蠕动波，有时腹部可扪及有压痛的包块，肠鸣音亢进或减少。有腹膜刺激症状时，表明有肠坏死的可能。

辅助检查：X线检查如为全小肠扭转则可能仅见胃和十二指肠膨胀，而小肠积气不多。但更多的情况下为小肠普遍充气并有多个液平面；如为部分扭转则X线片特征不典型。约50%～60%可见不随体位移动的长液平面、“假瘤征”和“咖啡豆征”等。

（2）结肠扭转

1）盲肠扭转

❖病史及临床表现：当患者具有相关病史及右下腹痛等低位肠梗阻表现，查体时于右下腹可扪及胀大压痛的囊性肿块时，需首先考虑盲肠扭转存在的可能，并通过相关影像学检查协助诊治。

❖辅助检查：

腹部平片：①X线片可见盲肠显著扩张，扩张的盲肠可位于腹部的任何位置，但常见于上腹或左上腹部，扭转盲肠内气液平面与胃内气液平面相似，可插胃管抽吸胃内容物进行鉴别：当为胃扩张时，胃内气、液体经抽吸后，影像中气液平面将消失；而为盲肠扭转时，胃内容物抽吸后，影像中气液平面并无明显变化。②低位小肠梗阻的征象，可见多个液平面呈阶梯状排列。③末端回肠可充满气体并可异常地位于盲肠右侧，而横结肠和降结肠内气体相对减少。

钡剂灌肠：钡剂于升结肠部显示梗阻。

2）横结肠扭转

❖病史及临床表现：患者有突发性上腹部绞痛、腹胀、恶心、呕吐，上腹绞痛阵发性逐渐加重，同时肛门停止排便、排气。

❖辅助检查：X 线检查发现上腹部肠腔明显胀气，钡灌肠可确定诊断。

3）乙状结肠扭转：急性乙状结肠扭转合并肠坏死或肠穿孔，临床上与其他急腹症如急性消化道穿孔、急性胰腺炎等相似，常需急诊手术探查，协助诊治。而亚急性乙状结肠扭转，可通过以下明确诊断：

❖病史及临床表现：临床上多见于老年男性，多伴有慢性便秘、腹痛、腹胀史。主要为典型的低位肠梗阻表现，主要症状为腹部持续胀痛不适，呕吐并不多，肛门无排便、排气。查体见腹部高度膨隆，不对称，腹膜刺激征可不明显。

❖辅助检查：

腹部平片：在左侧腹部可见明显充气扩张的“马蹄铁”状乙状结肠肠袢，自盆腔延伸至上腹部，甚至可达膈下，占据腹腔大部，其肠皱襞纹理消失，与之相比其余结肠只表现为轻微扩张。由于肠腔扩大，立位腹部平片可见宽大的液平面。若发现膈下游离气体，应考虑坏死肠管有穿孔的可能。

钡剂灌肠：钡剂在乙状结肠扭转处受阻，影像上呈典型的“鸟嘴征”或呈锥形，在通过少量钡剂时可见螺旋形黏膜皱襞。但当有急性腹膜刺激征表现时，严禁行钡剂灌肠检查，否则有肠穿孔的危险。

7. 肠扭转的治疗方法是什么？

（1）小肠扭转：小肠扭转病情较重，常迅速发生肠绞窄及坏死，死亡率较高。一旦诊断明确或小肠扭转不能排除时，应及时改善全身情况并积极备血，尽早行手术治疗。进腹后首先将因扭转而膨胀的肠袢挽出切口外，仔细检查其系膜扭转方向和扭转程度，并判断肠袢的生机，再依据其肠管的生机决定手术方式。

①小肠扭转复位术：可在复位前先行减压，一方面可避免膨胀的肠袢在复位时发生破裂，另一方面可以减少肠内容物中的毒素吸收。

②肠切除吻合术：确定肠袢已坏死无疑，应先阻断已坏死肠管的血管，再行复位切除，以阻止肠腔内毒性物质的吸收。肠切除术后所留小肠过短时将会出现严重的病理生理紊乱——短肠综合征。因此，应尽可能多地保留有活性的小肠。

（2）盲肠扭转：盲肠扭转应在纠正水电解质、酸碱平衡紊乱或低血容量的基础上及早行手术治疗，即使对于慢性梗阻的患者，也应行手术治疗，避免复发。通常患者盲肠极度扩张，肠壁很薄，甚至部分浆肌层有撕裂，因此手术时应轻柔小心，避免损伤肠管。一般应根据扭转肠管病变情况选择合适的术式：

①盲肠扭转复位加盲肠固定术：盲肠扭转复位后将盲肠与侧腹壁缝合固定，也可切开后腹膜形成瓣状，缝合于盲肠和升结肠前，形成一腹膜后囊袋。此术式适用于无肠坏死的患者，但复发率较高。

②扭转复位、盲肠内插管造口：盲肠扭转复位后，在盲肠上作一小切口，插入蕈状引流管，自右下腹引出（盲肠内插管造口，除了能达到胃肠减压的目的外，还可以在造口部位盲肠壁与腹膜间形成粘连，从而使盲肠固定，防止复发）。术后2周左右拔除引流管，造口处即可自行愈合。此术式适用于无肠坏死及高龄和一般情况差的患者，但有合并伤口感染、腹腔脓疡和持续性盲肠瘘等术后并发症的风险。

③一期右半结肠切除、回肠横结肠吻合：扭转肠袢无坏死、患者一般情况较好时，可行一期右半结肠切除、回肠横结肠吻合。此术式是根治性方法，很少复发，术后护理也比较简单，患者痛苦相对较少。虽然有一定的危险性，但若术中仔细操作，注意保留肠管血运，吻合术是可以一期愈合的。

④坏死肠管切除、近端回肠造瘘、远端横结肠黏膜瘘：适用于病情严重或有穿孔和弥漫性腹膜炎的患者，3个月后再行肠吻合术。

（3）横结肠扭转：横结肠扭转临床并不多见，治疗上应注意维持水、电解质平衡，合理应用抗生素，在改善全身情况的基础上，施行急诊手术，切除扭转坏死的横结肠，近端造瘘，解除结肠梗阻。

①一期吻合：扭转复位后横结肠活力良好时，患者一般情况好的，施行扭转肠段切除，一期对端吻合。单纯横结肠固定术复发率高，故不宜采用。若横结肠切除后两断端距离较远无法吻合，必要时可连同右半结肠切除，作一期回肠和横结肠左侧吻合。由于结肠血液供应不如小肠丰富，且结肠内细菌多，所以一期作切除吻合

者，常不易顺利愈合。

②两断端一期外置造瘘，二期吻合：结肠扭转复位后，若结肠缺血或坏死，腹腔内有感染、患者高龄或一般情况较差，坏死结肠切除后，不宜做结肠一期吻合，可切除坏死肠段并将两侧断端分别外置作造瘘术，待术后12周左右二期再做吻合术关闭造口。

（4）乙状结肠扭转

1）非手术治疗：适应于全身情况良好、临床症状较轻的早期扭转或年老体弱的患者。在非手术治疗过程中，除了禁食水、胃肠减压、维持水电解质平衡及合理使用抗生素外，还需针对扭转的乙状结肠进行处理。

①插管减压法：即在乙状结肠镜的引导下，行置管减压。患者膝胸卧位或截石位，将乙状结肠镜由肛门伸入至扭转梗阻处，仔细检查肠黏膜，若黏膜正常，可将一根柔软润滑的直肠管通过扭转处送入扩张的乙状结肠肠袢内，将肠腔内积聚的气体和内容物排出，使膨胀大的肠管排空，从而解除梗阻、缓解症状，而扭转则有可能自行复位。一般扭转复位后应将肛管留置2~3天，继续肠腔减压，密切观察患者病情变化。操作时应注意避免暴力操作，防止造成肠穿孔。

②灌肠疗法：对病情较轻、无休克征象、无绞窄性肠扭转的患者，可将37℃的生理盐水或肥皂水缓慢灌入直肠和乙状结肠，促使扭转肠管复位。操作时应注意灌肠压力不可过高，且不可频繁施用，以免肠管破裂穿孔。

③按摩疗法：部分肠扭转患者通过按摩可使扭转复位，此法适用于早期症状较轻、一般情况较好的肠扭转患者，若有腹膜炎则不宜采用。若经过连续多次治疗仍

无法缓解症状，则应及时改用其他方法。

在非手术治疗过程中应密切观察病情变化，若保守治疗 24 小时后患者症状、体征并无减轻，反而出现加重趋势时，应果断行手术探查治疗。

2）手术疗法

手术适应证：①经非手术治疗失败。②病程较长，且有肠坏死、腹膜炎及休克征象。③结肠镜下发现肠黏膜有坏死、溃疡形成。④经非手术治疗或手术治疗后复发的乙状结肠扭转，为避免再次复发。

根据乙状结肠的活力选择合适的手术方式：①单纯复位：适用于乙状结肠扭转无肠坏死者，此手术虽然简单安全，但其复发率高。②复位加侧腹膜固定：适用于高龄且一般情况较差的患者，其效果较单纯复位为佳，复发率也相对前者较低。③复位加系膜折叠缝合术：此法简单有效，最大的优点是不需切开肠管，但仍有一定的复发率。④直肠脱垂经会阴切除术（Mikulicz 手术）：适用于坏死肠段位置较高者，以后再行二期双造瘘口关闭术。此法的主要缺点是仅能切除有限的结肠，若坏死肠袢靠近直肠上段或降结肠受累时则不能行此手术。外置肠袢应留有足够长度（>5cm），否则因张力较高，瘘口有回缩于腹腔的危险。⑤Hartmann 手术：此手术因能充分切除坏死的肠段，且并发症少、死亡率低，是乙状结肠扭转坏死时的最佳术式。⑥乙状结肠部分切除吻合术：若患者一般情况稳定，无明显腹膜炎征象，可在血供良好的肠管上做部分肠管切除、对端吻合术。此手术有利于防止乙状结肠肠扭转的复发。

肠瘘

肠瘘 (fistula of intestine) 是指肠管之间、肠管与其他脏器或者体外出现病理性通道，造成肠内容物流出肠腔，引起感染、体液丢失、营养不良和器官功能障碍等一系列病理生理改变。肠瘘可从多个角度进行分类，如：先天瘘、后天瘘，内瘘、外瘘，侧瘘、端瘘，高位瘘、低位瘘等。肠瘘的常见病因有手术、创伤、感染、肿瘤、放化疗以及肠道炎症等，临床表现比较复杂，临床上约 80%的肠外瘘发生在腹部手术后。肠瘘的治疗目的是设法闭合瘘管，恢复肠管的连续性，纠正肠液外溢所致的各种病理生理改变。

本章结合临床病例的诊治过程和结果，介绍了该病的病因、临床表现、诊断和治疗等方面的相关知识。

一、病例分析

病例介绍

高某，男，55岁，工人。主因“腹痛腹胀12天，肠粘连术后6天，腹痛再次加重1天”入院。

现病史：患者于12天前无明显诱因出现腹痛腹胀，伴恶心呕吐，呕吐物为胃内容物，无鲜血及咖啡色物，腹泻，大便呈水样。在当地医院门诊诊断“胃肠炎”，给予补液对症治疗，上述症状加重，遂住院治疗，各项检查提示“肠梗阻”，行急诊手术：肠粘连松解术+小肠部分切除吻合术。术后给予持续胃肠减压，补液支持治疗，患者腹痛腹胀有所减轻。术后第3天出现切口感染，予拆除切口缝线，术后第4天恢复排气排便，术后第5天排便时出现腹痛较前明显加重，以右侧腹为主，且腹腔引流管流出黄绿色浑浊液约1000ml。急行B超检查示：右上腹积液（包裹性）。考虑为术后肠瘘，为进一步治疗，转诊我院。自发病以来患者精神差，体力差，禁食水，术后小便正常，大便2次。体重减轻2千克。

既往史：10年前行胃穿孔修补术。

个人史：吸烟20年，每日1包；饮酒20年，每日5两。

入院查体：体温38.0℃，脉搏139次/分，呼吸24次/分，血压130/70mmHg，患者正常面容，神志清楚，皮肤无黄染，浅表淋巴结不大，心肺未见异常，腹部平坦，上腹正中见纵行手术切口长约14cm，全层裂开，可见肠管。右侧腹肌紧张，局限性压痛、反跳痛，未触及明显包块，肝脾肋下未触及，移动性浊音阴性，肠鸣音弱。

实验室检验：白细胞计数 30.5×10^9/L，中性粒细胞 95.4%，血红蛋白 77g/L，血小板 208×10^9/L。凝血指标未见明显异常。白蛋白 29.2g/l，血糖 5.6mmol/l，血钾 4.8mmol/l，钠 133mmol/l，氯 100.8mmol/l，钙 1.8mmol/l。肿瘤指标：AFP、CEA、CA19－9、CA125 均在正常范围。

胸片：双肺纹理增多，但未见明显实质性病变，心影不大。

心电图示窦性心动过速。

当地医院 B 超检查示：右上腹积液（包裹性）。

病例分析

1. 首先考虑哪些诊断？

印象☞ ①肠瘘；②腹腔脓肿；③腹膜炎；④切口裂开；⑤肠粘连松解术后；⑥小肠部分切除术后。

支持依据：患者腹部手术后 6 天再次出现腹痛，局部压痛，伤口裂开，且腹腔引流出大量黄绿色浑浊液，当地医院 B 超示：右上腹积液（包裹性）。血常规示白细胞明显升高。

不支持依据：腹壁未见到外瘘口，尚无法确定瘘的位置。

思考☞ 患者中年男性，主因“腹痛腹胀 12 天，肠粘连术后 6 天，腹痛再次加重 1 天”入院。既往有胃穿孔修补术史。根据病史及临床表现，可以判定肠粘连手术后发生肠瘘，因时间短，目前处于腹腔脓肿期，尚未形成瘘管。下一步需要考虑：①瘘的部位：是吻合口瘘，还是其他部位肠瘘？高位瘘还是低位瘘？②瘘发生的原因：是否存在远端肠管梗阻？有肠粘连、肿瘤？还是其他原因？③当地B超提示右上腹包裹性积液，可不可以穿刺抽液呢？

2. 还需要做哪些检查？

患者肠瘘，有腹腔脓肿，当地B超提示右上腹包裹性积液，需进一步做影像学检查确定脓肿状态，并可进一步明确有无肿瘤因素。复查B超结果显示：右侧腹、右下腹、下腹部、腹腔及肠袢间多处可见不规则液性暗区，内可见网格状分隔光带，各脏器未见实质性肿块。考虑：腹腔多处局限性包裹积液（积脓）。不宜穿刺引流。

思考肠瘘原因，是否存在远端肠管梗阻？患者目前虽有腹痛，但仍正常排气排便，且无明显恶心呕吐，临床表现不支持，为进一步排除肠梗阻诊断，可做立位腹部平片。

患者腹腔感染重，需做细菌培养，指导抗生素应用。

3. 是否需要急诊手术？

患者肠瘘，尚未形成瘘管，腹腔脓肿呈多发性包裹性，腹腔内脓液引流不畅，若延误治疗可能出现感染性休克危及生命，因此有急诊手术指征，应尽快准备手术。可考虑行剖腹探查＋清创引流术。腹腔内感染重，不宜行肠吻合术。

病例预后

检查结果：立位腹部平片显示未见到明显肠梗阻征象。术后腹腔脓液细菌培养示大肠埃希菌生长。

治疗过程及结果：患者入院后经急诊术前准备，行剖腹探查+清创引流术。沿原切口进腹，见腹腔内大量黄绿色脓性积液及血凝块，吸除积液，见肠管水肿明显，小肠肠管原缝合处裂开约3/4，可见肠液流出，其余肠管未见瘘口及梗阻。以大量甲硝唑冲洗腹腔，左右侧放置多根引流管，肠瘘处敞开引流。术后进监护室。给予抗感染，营养支持，抑酸，抑制肠液分泌，腹腔冲洗等治疗，病情逐渐恢复。术后2周时肠液引流量约2600ml/d。腹腔B超未见积液。消化道造影示：右上腹空肠瘘形成，胃内滞留多，蠕动减弱，造影剂通过十二指肠及近端空肠顺利，其以远段空肠未显影。术后1月复查消化道造影：经右上腹窦口引流管注入造影剂适量，示右上腹腔内空肠显影。中上腹空肠瘘形成，可见造影剂依次进入空肠远段，未见狭窄及梗阻。经瘘口置入营养管至远端小肠，给予肠内营养，病情稳定。术后半年二次手术关瘘。随访2年，病情稳定，未再复发。

最后诊断：①肠瘘；②腹腔脓肿；③腹膜炎；④切口裂开；⑤肠粘连松解术后；⑥小肠部分切除术后。

经验教训：

（1）临床所见大部分肠瘘发生在腹部手术后，所以要对前次手术提高警惕、加深了解。

（2）处理肠瘘常在首次甚至多次手术以后，腹部情况复杂，需要结合各种检查手段，明确是否有瘘，以及瘘口的位置和数量，以便实施正确有效的治疗措施。

（3）肠瘘发生后，常伴随营养不良和水、电解质平衡紊乱，所以除了局部处理之外，纠正水、电解质平衡紊乱和营养支持显得尤为重要。

二、病例讨论

1. 肠瘘的概念是什么？

肠瘘（fistula of intestine）是指肠管之间、肠管与其他脏器或者体外出现病理性通道，造成肠内容物流出肠腔，引起感染、体液丢失、营养不良和器官功能障碍等一系列病理生理改变。临床上常根据其是否开口于体表而分为外瘘和内瘘。大部分发生在手术后，多因术后腹腔感染、吻合口裂开引起。小肠炎症、外伤和恶性肿瘤等都可造成肠瘘。

2. 肠瘘的分类有哪些？

肠瘘可从多个角度进行分类，常用的方法有以下几种：

（1）按发生原因

❖先天性：脐肠瘘。

❖后天性：①炎症性：腹腔脓肿，溃疡性结肠炎，肠结核。②肠道缺血性疾病。③损伤性：外伤、手术、放疗等损伤肠管或吻合不良。④治疗性：空肠造瘘，结肠造瘘。⑤肿瘤性。对于那些经久不愈的肠瘘，通过活检判定病理性质是非常必要的。

（2）按肠腔是否与体表相通

❖内瘘（internal fistula）：胆囊横结肠瘘，直肠膀胱瘘。

❖外瘘（external fistula）：根据瘘的形态，又可分为管状瘘和唇状瘘。唇状瘘是指肠黏膜部分外翻，与皮肤周边愈着呈唇状而得名，这种瘘多不能自愈，而管状瘘则不然。

（3）根据肠瘘发生在肠管的侧面还是断端，可分为侧壁瘘与端瘘。

（4）按解剖部位分类，根据瘘的原发部位而命名，如十二指肠瘘、空肠瘘、回肠瘘、结肠瘘等。

（5）按瘘管所在位置分为高位瘘和低位瘘

❖高位瘘：距屈氏韧带100cm内的消化道瘘，胃十二指肠瘘，十二指肠空肠瘘。

❖低位瘘：距屈氏韧带100cm下的消化道瘘，空肠下端瘘，回肠瘘，结肠瘘。这种分类主要着眼于可能引起的水、电解质失衡的性质及程度，便于指导临床治疗。高位生理紊乱重，低位感染重。

（6）根据空腹时经瘘口日排出量的多少

❖高流量瘘：每天排出消化液 >500ml。

❖低流量瘘：每天排出消化液 <500ml。

3. 肠瘘的病因是什么？

肠瘘的常见原因有手术、创伤、腹腔感染、恶性肿瘤、放射线损伤、化疗以及肠道炎症与感染性疾病等方面。临床上约80%肠外瘘发生在腹部手术后，主要原因是术后腹腔感染、吻合口张力过大、肠管血运不良造成吻合口瘘。腹腔炎症、脓肿也可直接穿破肠壁而引起肠瘘。有些则为炎性肠病本身的并发症，如Crohn病引起的内瘘或外瘘。

4. 肠瘘的病理分期及发病机制是什么?

(1) 病理改变分期：典型肠瘘的发生发展一般经历4个阶段，相继出现以下病理改变：

❖腹膜炎期：主要发生于创伤或手术后1周以内。由于肠内容物经肠壁缺损处漏出，对漏口周围组织产生刺激，引起腹膜炎症反应。其严重程度依瘘口的位置、大小、漏出液的性质和数量不同而异。高位、高流量的空肠瘘，常形成急性弥漫性腹膜炎。瘘口小、流量少的肠瘘则可形成局限性腹膜炎。

❖局限性脓肿期：多发生于肠瘘发病后7~10天。由于急性肠瘘引起腹腔炎症反应，腹腔内纤维素渗出，引流作用，大网膜的包裹，肠漏周围器官的粘连等，使渗漏液局限、包裹形成局限性脓肿。

❖瘘管形成期：上述脓肿在没有及时人为引流的情况下，可发生破溃，使脓腔通向体表或周围器官，从肠壁瘘口至腹壁或其他器官瘘口处，形成固定的异常通路，脓液与肠液经过此通道流出。

❖瘘管闭合期：随着全身情况的改善和有效治疗，瘘管内容物引流通畅，周围组织炎症反应消退以及纤维组织增生，瘘管将最后被肉芽组织充填并形成纤维瘢痕而愈合。

(2) 病理生理改变：主要包括水、电解质和酸碱紊乱、营养不良、消化酶的腐蚀作用、感染以及器官功能障碍等方面。依据瘘口的位置、大小、流量以及原有疾病的不同，对机体造成的影响也不相同。瘘口小，位置低、流量少的肠瘘引起的全身病理生理改变小；高位、高流量的肠瘘则引起的病理生理改变比较明显，甚至出现多器官功能衰竭（MOF），导致患者死亡。

❖水、电解质和酸碱紊乱：肠瘘按其流出量的多少，分为高流量瘘与低流量瘘。消化液丢失量的多少取决于肠瘘的部位，十二指肠、空肠瘘丢失肠液量大，也称高位肠瘘，而结肠及回肠瘘肠液损失少称低位肠瘘。大量肠液流失引起脱水、电解质和酸碱紊乱，甚至危及患者生命。

❖营养不良：因肠液丢失，肠液中营养物质和消化酶丢失，消化吸收功能发生障碍，加上感染等因素，更加重了营养不良，其后果与短肠综合征相同。

❖消化酶的腐蚀作用：肠液腐蚀皮肤可使皮肤发生糜烂和溃疡甚至坏死，消化液积聚在腹腔或瘘管内，可能腐蚀其他脏器，也可能腐蚀血管造成大量出血，伤口难以愈合。

❖感染：肠瘘一旦发生，若引流不畅即可形成腹腔内脓肿。肠道细菌污染周围组织而发生感染，又因消化酶的腐蚀作用使感染难以局限，如肠瘘与胆道、膀胱相通则引起相应器官的感染，甚至发生败血症。水、电解质和酸碱平衡紊乱、营养不良和感染是肠瘘病人的三大基本病理生理改变，而且互为因果，形成恶性循环，可引起脓毒血症和多器官功能障碍综合征（MODS），最后出现 MOF 而死亡。

5. 肠瘘的临床表现是什么？

肠瘘的临床表现比较复杂，其病情轻重受多种因素的影响，包括肠瘘的类型、原因、患者身体状况以及肠瘘发生的不同阶段等。肠间内瘘可无明显症状和生理紊乱。肠外瘘早期一般表现为局限性或弥漫性腹膜炎症状，患者可出现发热、腹胀、腹痛、局部腹壁压痛反跳痛等。手术后患者如出现腹胀、无排气排便等症状则易归结为术后肠蠕动差、肠粘连等，往往失去了对肠瘘的早期诊断。在瘘管形成、肠液溢出体外以后，则主要表现为：①瘘口形成与肠内容物漏出；②感染：腹腔感染、腹腔脓肿等；③营养不良；④水、电解质和酸碱平衡紊乱；⑤多器官功能障碍；⑥肠瘘患者还可能存在一些与瘘发生相关的疾病，如消化道肿瘤、肠粘连、炎性肠病、重症胰腺炎以及多发性创伤等，出现相应的临床表现。

6. 肠瘘的常用检查手段有哪些？

（1）腹部平片：通过腹部立、卧位平片检查了解有无肠梗阻，是否存在腹腔占位性病变。

（2）B超：可以检查腹腔内有无脓肿及其分布情况，了解有无胸腹水，有无腹腔实质器官的占位病变等，必要时可行B超引导下经皮穿刺引流。

（3）消化道造影：包括口服造影剂行全消化道造影和经腹壁瘘口行消化道造影，是诊断肠瘘的有效手段。常可明确是否存在肠瘘、肠瘘的部位与数量、瘘口的大小、瘘口与皮肤的距离、瘘口是否伴有脓腔以及瘘口的引流情况，同时还可明确瘘口远、近端肠管是否通畅。还可经瘘口注入造影剂进行瘘管造影及远端肠管检查，瘘管造影有助于明确瘘的部位、大小、瘘管的长短、走行以及脓腔范围，还可了解与肠瘘相关的部分肠襻的情况。一般对早期肠外瘘患者多使用60%泛影葡胺。将60%的泛影葡胺60～100ml直接口服或经胃管注入，多能清楚显示肠瘘情况。肠腔内和漏入腹腔的泛影葡胺均可很快吸收。造影时应动态观察胃肠蠕动和造影剂分布的情况，注意造影剂漏出的部位、漏出的量与速度、有无分支叉道和脓腔等。

（4）CT检查：CT是临床诊断肠瘘及其并发腹腔和盆腔脓肿的理想方法。特别是通过口服胃肠造影剂进行CT扫描，不仅可以明确肠道通畅情况和瘘管情况，还可以协助进行术前评价，帮助确定手术时机。炎症粘连明显的肠管CT检查表现为肠管粘连成团，肠壁增厚和肠腔积液。此时手术，若进行广泛的粘连分离，不但不能完全分离粘连，还会造成肠管更多的继发损伤，产生更多的瘘，使手术彻底失败。

（5）实验室检查：血常规，肝肾功，电解质，凝血指标等。

（6）病理检查：以排除肿瘤。

（7）其他检查：对小肠胆囊瘘、小肠膀胱瘘等应进行胆管、泌尿道造影等检查。

7. 肠瘘诊断的注意事项是什么?

根据临床表现及病史和有关检查，肠瘘的诊断多无困难，但是，为了实施正确的治疗，对肠瘘的诊断需明确以下重要问题：

（1）肠瘘的位置与数目：即明确是高位肠瘘还是低位肠瘘，是单个瘘还是多发瘘。

（2）瘘管的走行情况：如瘘管的形状、长度、有无脓腔存在、是否与其他脏器相通。

（3）肠道的通畅情况：是端瘘还是侧瘘，瘘的远端有无梗阻。

（4）肠瘘的原因：是良性瘘还是恶性瘘。

（5）有无腹腔脓肿和其他并发症：瘘管的引流情

况等。

(6) 患者的营养状态和重要器官功能情况：是否存在水、电解质和酸碱平衡紊乱。

为了明确上述情况，对肠瘘的诊断一般需要进行比较全面的检查，包括实验室检查、影像学检查，特别是胃肠和瘘管或窦道造影检查。

8. 肠瘘的鉴别诊断是什么？

(1) 消化道穿孔：可突发剧烈的腹痛，腹部透视可发现膈下游离气体，具有急性腹膜炎的体征。

(2) 肠道炎性疾病：包括细菌性痢疾、溃疡性结肠炎、克罗恩病（Crohn's disease）等，这些疾病可出现腹痛、腹泻、黏液血便。细菌性痢疾患者做大便培养可检出志贺菌。溃疡性结肠炎患者做结肠镜检查可见黏膜呈弥漫性炎症、充血、水肿，随病情发展，可出现糜烂、溃疡、假性息肉，溃疡之间残存黏膜萎缩，晚期有肠腔变窄、结肠袋消失等表现。病检可见杯状细胞减少及隐窝脓肿等改变。克罗恩病患者做内镜和 X 线检查可发现铺路石样改变的黏膜，较深的溃疡，病灶呈“跳跃”样分布有助于鉴别。

(3) 结肠癌：两病的好发年龄相近，偶可同时存在，临床表现部分重叠，都可出现肠梗阻、出血、穿孔及瘘管形成等并发症。钡剂灌肠有助于鉴别，黏膜不规则，肠腔充盈缺损系结肠癌的放射学征象。结肠镜检查及黏膜活检对于结肠癌有诊断意义。

(4) 缺血性结肠炎：缺血性结肠炎好发于老年人，可与结肠憩室病同时发生。临床表现多为剧烈腹痛后解黑便。钡剂灌肠检查见到特征性的拇指纹征象可诊断缺血性结肠炎。结肠镜检有助于诊断本病。

9. 肠瘘的并发症有哪些？

（1）出现不同程度的营养不良：可有低蛋白血症、水肿、消瘦、低钾、低钠、代谢性酸中毒等。

（2）腹腔内出血：出血的部位可以是腹腔内被腐蚀消化的血管，也可能是肠瘘口黏膜缘、瘘道肉芽组织，还有可能因胃肠道应激，黏膜糜烂引起出血。应尽可能了解出血的部位与原因。

（3）病情进一步发展可出现弥漫性腹膜炎、脓毒血症及多器官功能障碍等。

（4）还可能存在一些与瘘发生相关的疾病，如消化道肿瘤、肠粘连、炎性肠病、重症胰腺炎以及多发性创伤。

10. 肠瘘的治疗原则是什么？

肠瘘的治疗目的是设法闭合瘘管，恢复肠管的连续性，纠正肠液外溢所致的各种病理生理改变。目前，肠瘘的基本治疗原则是：根据肠瘘的不同类型和病理生理情况，采取以下有效措施，以提高早期治愈率：

（1）保证维持全身营养和水、电解质平衡，提高肠瘘的自愈能力。

（2）抗感染，并在适当时机彻底引流。

（3）减少肠液分泌。

（4）保护外瘘口周围皮肤。

（5）设法了解瘘口位置、大小、数量。

（6）设法找到肠瘘形成的原因，对症治疗。

（7）适时封堵瘘管，促进瘘管愈合。

（8）难愈合的肠瘘，选择适当时机给予手术治疗。

一些研究探索在有效的营养支持和抗感染前提下，通过生长抑素和生长激素的适当联合应用，对肠外瘘患者实施早期确定性手术，提高早期手术修补肠瘘的成功率和早期治愈率，并缩短疗程。

11. 肠瘘的保守治疗措施有哪些？

（1）纠正水、电解质和酸碱平衡紊乱：维持水电解质和酸碱平衡的基本措施是保证正常的水电解质和酸碱补充，控制肠液漏出，及时发现和纠正水电解质紊乱。对肠瘘患者应注意监测24小时出入量、血电解质、血气分析、血细胞比容、血浆渗透压、尿量、尿比重、尿电解质等。特别要注意有无低钾血症、低钠血症和代谢性酸中毒。

（2）营养支持：营养支持被认为是肠外瘘的标准治疗，有效的营养支持不仅能预防和改善患者营养不良状况，促进合成代谢，而且增强机体免疫力，并可减少或调节胃肠道的分泌，使感染易于控制，提高肠瘘的自愈率和确定性手术的成功率，改善肠瘘的预后。营养支持的基本方法包括肠外营养（PN）和肠内营养（EN）两种，但所用的营养成分组成和具体途径可以有多种。

①不同时期的营养支持策略

❖肠瘘早期（严重感染期）：治疗重点是维持生命体征，纠正内稳态失衡，改善腹腔引流以及抗感染治疗，营养支持一般不作为治疗的重点。

❖慢性肠瘘期：此期大致在肠瘘发生3～5天以后。由于肠液漏出，营养障碍比较明显。此阶段由于腹腔感染，肠功能差，肠外营养是主要的营养支持方式。

❖肠瘘恢复期：感染和内环境紊乱得到适当控制，肠瘘成为可控制的瘘。应根据肠瘘的部位、类型和肠道通畅情况，选择合理的营养支持方式。

❖围手术期：根据病情可选用PN，或PN EN，或EN。

②不同途径营养支持

❖肠外营养（PN）：PN用于肠瘘患者具有以下优点：营养素从静脉输入，胃肠液分泌量减少，能促进瘘口愈合；内稳态失衡易于纠正；不必急于手术恢复肠道的连续性。PN的不足之处：导管败血症发生率较高；易产生淤胆、PN性肝病等代谢并发症；长期PN还可引起肠黏膜萎缩，肠屏障功能受损和细菌易位；PN费用较高。

❖肠内营养（EN）：EN是将营养液通过消化道置管或造口注入到胃肠道内。这种方法供给的营养全面、均衡，符合胃肠道的正常生理要求，还可解决TPN所致的感染与肝脏功能损害的难题。但是，肠瘘患者实施EN需要注意应用时机和对肠瘘愈合的影响。很多学者主张在瘘得到控制、溢出肠液能有效地引流至腹腔外时即应从肠内补充营养。这个目标就是"如果肠道有功能，就应使用肠道（if the gut functions，use it）"。肠内营养给予的途径有经鼻胃管、鼻肠管、胃造口管、空肠造口管、收集与回输法等。根据肠液丢失的情况，可选择要素膳、半消化的和全分子模式的肠内营养液。还应适当补充组织特异性营养因子，如谷氨酰胺、膳食纤维。在肠瘘患者中开展肠内营养支持是对临床营养的一个挑战，需要反复尝试，一旦成功则受益无穷。

③生物制剂和特殊营养物质的应用

❖生长抑素：可减少胃肠液的分泌量。

❖生长激素：肠瘘稳定期使用生长激素可促进瘘管的缩小与闭合，有望提高肠瘘的自愈率。

❖谷氨酰胺（Gln）：可促进蛋白质合成，促进肠黏膜细胞增殖，保护肠屏障功能。

❖精氨酸（Arg）：可促进蛋白质合成，增强机体的免疫功能。

❖ω－3多不饱和脂肪酸（ω－3 PUFA）：影响细胞膜结构、细胞信号传递，具有免疫调节作用。

（3）控制感染：肠瘘患者的感染主要是肠液外溢至腹腔形成的腹腔感染，以及来自静脉导管和肠道细菌易位。腹腔内感染是肠瘘最主要、最初的感染灶。治疗腹腔内感染的最主要措施就是有效的引流，适当地应用抗感染药物和全身支持治疗。

①合理有效的引流：引流是控制肠瘘腹腔感染的主要方法，也是管状瘘治疗的基本方法之一。若存在广泛、多处的腹腔感染，残留脓肿或多腔脓肿等，可考虑剖腹探查，术中吸净肠液，大量盐水冲洗后放置有效的引流。近年来，临床上更主张采取在B超或者CT的引导下腹腔脓肿穿刺引流，避免剖腹探查。肠瘘的腹腔引流多应用双套管及三腔管，不易引起管腔堵塞，还可持续冲洗，效果较好。

②抗生素的应用：主要适应证包括：肠瘘早期存在严重的腹腔或者全身感染，PN存在静脉导管感染危险或者已经发生静脉导管感染，肠瘘患者全身情况较差或者存在肠道细菌易位危险，肠瘘围手术期。肠瘘患者在慢性期和恢复期，以及在瘘口感染局限、经过引流冲洗和

营养支持瘘管开始愈合缩小等情况下，一般不用抗生素治疗。

（4）瘘口瘘管的处理：基本方法是吸引和封堵。

①吸引：目的是引流肠液、脓液和坏死组织，减少对瘘管瘘口的进一步侵蚀，促进愈合。常用方法是从瘘口向近端肠腔插入硅胶双套管，24 小时低引力持续吸引。用凡士林纱布把瘘口与腹壁隔开。也可应用三腔管引流，间断吸引冲洗。准确收集记录漏液量，作为补液时的参考。

②封堵：封堵适于管状瘘或者高流量瘘需要尽快控制肠液漏出以改善营养状况者。封堵前应进行瘘管造影，明确瘘管瘘口位置和解剖关系，瘘口远段肠管无明显肠腔狭窄和梗阻，避免对多发瘘进行封堵，以免引起部分瘘管引流不畅。封堵肠瘘时应尽量先堵内口，对外口进行引流冲洗，促使肠瘘愈合。

（5）运动：运动也是肠瘘患者的重要“治疗手段”。其作用不亚于任何一种药物治疗。

（6）其他治疗：肠瘘的治疗还应注意对其他器官功能的维护和病变的治疗。肠瘘伴有严重腹腔感染时，常有革兰阴性杆菌败血症及心、肺、肝、肾等多器官功能障碍，可并发感染性休克、胃肠道大出血、黄疸、急性呼吸窘迫综合征、神志昏迷等情况，应加强监护，及时治疗。小肠膀胱瘘和直肠阴道瘘等应对相应的器官病变进行治疗。

12. 肠瘘的手术适应证是什么？

随着非手术治疗方法和效果的提高，肠瘘的手术治疗适应证明显减少，但在下列情况下，应考虑手术治疗：

为控制感染而行脓肿手术引流或者腹腔造口引流；为补充营养而行空肠造口术；为控制肠瘘并发的胃肠道或腹腔大出血而行相应的手术；肠瘘经非手术治疗后不愈合，患者全身情况良好，无重要器官功能障碍等禁忌证，并具有以下适应证：①肠瘘的远端肠管有梗阻。②瘘管周围瘢痕组织过多，瘘管内已经上皮化。③瘘口的黏膜外翻与皮肤愈合，形成唇状瘘者。④瘘口部有异物存留。⑤肠瘘附近有脓腔、引流不畅。⑥肠襻上有多个瘘存在，即多发性瘘。⑦继发于特殊病因的肠瘘，如肿瘤、溃疡性结肠炎、局限性肠炎、肠 Behcetdisease 等。

肠外瘘早期确定性手术适应证为：①在原手术后 7 天以内；②除腹腔感染外无其他严重并发症；③无严重营养不良；④无严重合并症（心、肝、肾等）；⑤估计为较单纯的空肠、回肠、结肠瘘；⑥估计腹腔无严重粘连者。

13. 肠瘘的手术治疗方式有哪些？

肠瘘的手术可分为非确定性手术和确定性手术。非确定性手术指非消除肠瘘的手术，如剖腹探查、脓肿引流术、肠造口术及止血手术等，此类手术可按需要随时进行。而为消除肠瘘而施行的修补、切除等确定性手术时机的选择决定于腹腔感染的控制与患者营养情况的改善，一般在瘘发生后 3 ~ 6 个月进行。常用的手术方式：

（1）肠切除吻合术：方法是切除包括肠瘘在内的楔形肠壁或部分肠管后行肠吻合。这是最常用、效果最好的一种方式，其手术创伤小、损失肠管少，适用于大多数空肠瘘、回肠瘘和结肠瘘。

（2）肠瘘修补术：包括带蒂肠浆肌层片覆盖修补术和肠襻浆膜层覆盖修补术。

（3）肠瘘旷置术：方法是将瘘口所在肠襻的远、近侧肠管行短路吻合以旷置肠瘘所在的肠段，待以后再行二期手术切除，或等待肠瘘的自愈。适用于粘连严重、无法进行肠瘘部肠襻分离的肠瘘。

（4）十二指肠空肠 Roux－Y 式吻合术：当十二指肠瘘的瘘口较大，切除缝合有困难时，可以将空肠上提与十二指肠瘘作端端或端侧吻合术，使十二指肠液进入空肠。

（5）其他手术方式：包括瘘管切除、切开引流和肠造口术等方法。

14. 肠瘘手术治疗的围手术期处理需注意什么？

（1）术前应对患者全身情况认真评估，了解瘘管、瘘口和胃肠道功能情况，并行严格的肠道准备。

（2）运动能力的评估，对于手术时机的判断，也不亚于任何一种实验室检查方法。

（3）帮助患者克服一些影响伤口愈合的不良习惯或反应，如腹式咳嗽、放胃管后呃逆。

（4）手术组在术前对各种术中可能出现的情况要有预案并进行反复讨论，确保万无一失。

（5）加强营养支持和防治感染。

（6）注意防治手术并发症。肠瘘手术的常见并发症是感染、肠管损伤和肠梗阻，应注意观察和防治。

15. 确定性肠瘘手术的禁忌证是什么？

难以纠正的凝血功能障碍，合并心、肺等重要脏器功能不全而不能耐受全身麻醉，恶性肿瘤晚期，严重营养不良未获得改善以及长期卧床不能下床活动的患者。

16. 肠瘘的护理措施是什么？

(1) 做好心理护理，帮助患者树立信心，配合治疗。

(2) 同外科一般护理常规，严密观察生命体征，准确记录出入量，注意肠蠕动，按医嘱定时采集各种监测标本。

(3) 基础护理：保持床单清洁，定时翻身叩背，防止褥疮和肺炎。

(4) 做好引流管护理，保持引流通畅，防止“内堵”，及时更换。

(5) 造瘘口护理：①观察造瘘口肠黏膜的血液循环，造瘘口有无塌陷、出血及坏死。②术后早期勤换药，肠管周围用油纱保护，直至切口愈合。③使用造口袋后，注意观察造口袋内液体的性质和量，如造口袋内有气体及排泄物，说明肠蠕动恢复。④造瘘伤口愈合后，每日扩肛 1 次，防止造口狭窄。⑤保护造口周围皮肤，减少肠液的刺激及湿疹的出现，常用氧化锌软膏或防漏膏保护皮肤。

(6) 按要求做好全胃肠外营养、要素饮食的护理，改善患者的营养状态，重视深静脉导管的护理。

(7) 健康宣教：①注意个人卫生，调节饮食使大便成形，防止食物中毒，避免食用刺激性或胀气、腹泻的食物，以免造成肠管和造口梗阻以及频繁使用造口袋导致生活不便。②教会患者进行自我护理，如肛门袋使用、局部皮肤护理等。③训练排便习惯，定时刺激，以养成良好的排便习惯。④掌握适当的活动强度，避免过度增加腹压，导致人工肛门黏膜脱出。⑤会阴部切口用温盐水或 1∶5000 高锰酸钾温水坐浴，如切口未完全愈合者应教会消毒切口及更换敷料。

17. 确定性肠瘘手术的注意事项是什么？

（1）手术时机：确定性肠瘘手术应选择在感染已控制、患者全身情况良好时进行，一般在瘘管发生后 3 个月或更长一些时间。由于炎症、感染、营养不良等因素，早期手术的成功率不高。

（2）肠切除吻合时：肠切除断端用血管钳钳夹过的组织应剪除，对肠病变引起的狭窄、肠扭转、肠套叠或肠系膜血管损伤、血栓形成等，作肠切除吻合时，宁可多切除一些，以保证肠端组织正常。一般肠断端离坏死肠管（或病变肠管）至少 3～5cm。

（3）保证肠吻合端的良好血液循环：切除肠管时，肠系膜对侧多切除一些，以保证血运，分离系膜时，不要太多，不能超过肠端 1cm。缝合时，系膜侧应带着部分无血管的系膜以保证血运，又不损伤供应的血管。

（4）肠切除吻合时：局部不能有感染及血肿存在，缝合必须将肠黏膜内翻，以保证肠端的完全浆膜面对浆膜面愈合。

（5）手术结束时：用大量等渗盐水（6000ml 以上）冲洗腹腔，放置双套管负压引流，预防发生腹腔感染。并对行广泛剥离的病例作肠内插管小肠内固定术，避免术后发生粘连性肠梗阻，导致手术失败。

18. 肠瘘的术后注意事项是什么？

（1）肠瘘本身病程长、病情重、并发症多，因此，对肠瘘患者术后要从多方面进行细致而周到的治疗护理才会提高肠瘘的治愈率。

(2) 一般注意事项同腹部外科术后处理，记录生命体征，观察切口和肠蠕动恢复，及时换药，特别注意各引流管情况，按时送检标本和追踪检验结果。

(3) 充分腹腔引流：双套管持续负压吸引甚至三腔管持续灌洗引流是较好的引流措施，要保证引流通畅，有堵塞时及时更换引流管。

(4) 根据不同的手术方式采取相应的处理：有肠造口的要注意造口的护理，造口袋的使用；肠吻合术后的要防止术后吻合口瘘等。

(5) 营养治疗：术后注意水、电解质平衡，开始采用全肠外营养，根据病情逐渐过渡到肠内营养。输入营养液速度一般要保持均匀。

(6) 合理选用抗菌药物。

(7) 鼓励患者术后尽早下床活动，促进康复。

(8) 做好相应的健康宣教，提高患者生活自理能力。

19. 肠瘘的预后如何？

肠瘘是多种疾病和损伤引起的一种复杂的并发症，常常在原发病的基础上又出现新的病理生理学改变，其治疗一直是胃肠内、外科临床的一个难题。肠瘘的病死率在20世纪60年代相当高，高达40%～65%；70年代以来，由于治疗策略的改进、有效的营养支持方法的应用、重视患者整体情况的监测治疗和有效的抗感染等，肠瘘的病死率明显下降，一般在5.3%～21.3%。决定肠瘘预后的主要因素是肠瘘发生部位、肠瘘类型、引起肠瘘的原因、腹腔感染的严重程度以及肠瘘的治疗策略和方法等。肠瘘的三大死亡原因是水、电解质和酸碱平衡紊乱，营养不良以及感染。肠瘘治疗失败的原因有：

（1）感染未能得到有效控制，感染及感染引发的多器官功能障碍综合征（MODS）是治疗失败的主要因素，占死亡患者的90%。

（2）特殊病因引起的肠外瘘，如Crohn病、放射性损伤、恶性肿瘤等，缺乏有效的治疗措施。

（3）并发其他重要脏器病变，如肿瘤、肝病和心血管病变。

20. 肠瘘如何预防复发？

肠瘘75%～85%因手术而引发，所以，预防术中某些并发症是关键。

（1）病理性肠瘘于出院后3个月、半年复诊，检查原发病（肠结核、克罗恩病等）的情况。因创伤所致的肠瘘在有腹部症状时应来院诊治。

（2）预防各种急、慢性腹腔内炎症的发生。

（3）掌握好手术时机，及时准确地手术治疗胃穿孔、阑尾炎、肠梗阻等疾病。

（4）术中肠壁缝合要正确，避免损伤肠管及其血运。

（5）避免腹腔内脓肿的发生：①治疗腹膜炎时取半卧位。②选用有效的抗生素。③充分吸引或彻底冲洗膈下区、腹腔、盆腔内贮存的漏出液或脓液。④放置引流管要恰当。

（6）减少粘连性肠梗阻的发生：①及时正确的治疗腹腔炎症。②腹腔手术时止血要彻底，防止血肿形成。③尽量缩短肠内容物暴露在腹腔外的时间和纱布敷料覆盖接触损伤腹膜的时间。④洗净手套上的滑石粉，避免异物带入腹腔。⑤避免腹膜撕裂、缺损。⑥组织结扎要少。⑦正确放置腹腔引流物。

结肠癌 ▶▶▶▶

结肠癌 (colon cancer) 是胃肠道中常见的恶性肿瘤，以 41~65 岁发病率高。近 20 年来在我国尤其在大城市，发病率明显上升，且有结肠癌多于直肠癌的趋势。从病因看半数以上来自腺瘤癌变，从形态学上可见到增生、腺瘤及癌变各阶段以及相应的染色体改变。随分子生物学技术的发展，同时存在的分子事件基因表达亦渐被认识，从中明确癌的发生发展是一个多步骤、多阶段及多基因参与的细胞遗传性疾病。

本章从三个临床病例入手，详细的介绍了结肠癌的病理分期、临床表现、诊断及治疗方式的选择。

一、病例分析

病例一

病例介绍

患者，男，43岁，因腹部隐痛1年余，加重1天，于1995年2月入院。

患者于1994年2月无明显诱因出现腹痛，为右中腹及右下腹阵发性隐痛，伴发热，体温38℃左右，到县医院诊治，诊断为阑尾炎，准备手术治疗。术前化验血常规：红细胞 $1.9\times10^{9}/L$，血红蛋白55g/L。因患者贫血未做手术。次日转上级医院，诊断为急性阑尾炎及缺铁性贫血，行阑尾切除术，术后腹痛一度减轻，贫血经输血、服药治疗好转，红细胞上升至 $3.0\times10^{9}/L$，血红蛋白上升至80g/L。2个月后患者再次出现右中腹阵发性隐痛，有时便秘。曾去过多家医院诊治，均考虑为阑尾切除术后肠粘连，给予对症治疗，病情时轻时重，于1994年10月发现右季肋部有包块，约3cm×3cm，B超提示肠管粘连，而后腹痛较前加剧，呈持续性右中腹隐痛，阵发性加剧，需应用止痛药，于1994年12月行全消化道造影未发现异常，腹部CT检查：轻度肝硬化，脾稍大。自发病以来患者精神体力一般，食欲食量差，小便正常，体重下降近10千克。

既往史无特殊。

入院查体：体温 38.1℃，脉搏 90 次/分，呼吸 20 次/分，血压 120/75mmHg，患者呈急性痛苦病容，腹部平坦，右下腹部麦氏点处可见一长约 8cm 陈旧性手术瘢痕，愈合良好。未见胃肠型，腹肌紧张，以右侧腹部为著。右侧腹部压痛明显，反跳痛可疑。右季肋部可扪及一大小约 4cm × 5cm 大小包块，质硬，活动度差，与周围组织粘连，压痛较明显。听诊肠鸣音正常。余查体未见明显异常。

辅助检查：腹部 CT 检查：提示轻度肝硬化，脾稍大。1994 年 10 月发现右季肋部有包块，约 3cm × 3cm，B 超提示肠管粘连。

病例分析

1. 首先考虑哪些诊断？

印象☞ 腹腔脓肿？急性腹膜炎？阑尾切除术后肠粘连？肠梗阻？

支持依据：患者无明显诱因出现腹痛，为右中腹及右下腹阵发性隐痛，伴发热，体温 38℃左右，自发病以来患者精神体力一般，食欲食量差。查体见腹肌紧张，以右侧腹部为著。右侧腹部压痛明显，反跳痛可疑。B 超提示肠管粘连。既往有阑尾切除术病史。

不支持依据：中年男性，病史较长，有贫血，自发病以来体重下降近 10 千克；于 1994 年 10 月发现右季肋部有包块，约 3cm × 3cm，查体右季肋部可扪及一大小约 4cm × 5cm 大小包块，质硬，活动度差，与周围组织粘连，压痛较明显。

思考☞ 患者中年男性，病史较长，曾因“阑尾炎”于当地医院行阑尾切除术。1994 年 10 月发现右季肋部有包块，约 3cm × 3cm，B 超提示肠管粘连。因患者右腹痛症状，低热，所以不排除急性腹膜炎的可能。同时 B 超结果示明确包块，则不排除肠管粘连。但亦需与腹腔脓肿、肠结核、肿瘤相鉴别，因患者体重下降较明显。

问 1：患者有阑尾切除术病史，对判断病情有什么影响？

答：患者的阑尾手术病史无形中增加了本病鉴别诊断的难度，因患者有这一病史，再加上持续腹痛与腹膜刺激征表现，导致很难与切口感染后脓肿形成、腹腔感染、粘连性肠梗阻等鉴别。

问 2：局限性腹膜刺激征有何提示意义？

答：该患者的腹膜刺激征主要表现为右侧腹部的腹肌紧张及腹部压痛，针对这一情况应主要鉴别诊断肠结核，因患者右侧季肋部可触及明确包块，且有较长期的低热，再结合肠结核的好发部位为回盲部及结核病的非特异性表现，故很容易混淆。但也不能排除阑尾术后肠粘连的可能。

2. 还需要做哪些检查？

因患者腹痛明显较前加重，且 B 超提示明确占位病变，具有手术探查指征。但术前还可考虑以下检查：

（1）腹部增强 CT 检查：明确腹部包块的位置和周围组织粘连情况，以及腹腔和腹部其他脏器情况。

（2）消化道内镜：选择胃镜及结肠镜检查，可更直观地观察到相应部位有无明确病变，必要时可行超声内镜检查。

3. 是否需要急诊手术？

印象 ☞ 患者腹痛时间较长，且较前明显加重，为明确诊断，可急诊行剖腹探查术。

思考 ☞ 患者腹痛病史较长，病情较复杂，有阑尾切除术史，手术时应注意腹腔粘连情况。患者低热，腹部压痛、反跳痛，不排除腹膜炎的可能，术前应充分准备，注意小心探查，正确处理。患者急诊入院，病情较复杂，结合查体及 B 超等辅助检查后，为明确腹腔内包块的性质，明确诊断，有必要行剖腹探查术。但术中应注意：若为腹腔脓肿、急性腹膜炎，则要吸净脓液，充分冲洗腹腔，术后充分引流并合理、足量使用抗生素。若为肠粘连、肠梗阻，则应充分松解粘连部位，若粘连较广泛，不能松解，则可根据术中探查情况采取粘连肠管切除吻合术等，并采用合理的措施，防止再次发生肠粘连。若病变部位为其他情况，则根据具体情况，遵循处理原则进行相应处理。

病例预后

治疗过程及结果：患者急诊入院后，观察 12 小时，腹痛持续发作且加重，伴呕吐，体温升高，精神差。抗炎、补液等保守治疗效果不明显，遂急诊行剖腹探查术。术中发现为结肠肝曲肿物，与肝脏、右肾广泛粘连，附近肠系膜淋巴结肿大，病理诊断为结肠腺癌，告知家属后，家属放弃治疗，遂给予一般对症营养支持治疗后出院。出院随访，于 1995 年 4 月患者死亡。

最后诊断：术后病理诊断为结肠腺癌。

经验教训：

（1）临床诊断应根据患者病史综合考虑，不能因患者做过阑尾手术就断定右下腹腹痛及包块与阑尾手术有关，避免因经验性思维延误病情。

（2）右侧腹部包块及贫血症状为右半结肠癌的典型表现，当患者出现上述症状时，应提高警惕，排除右半结肠癌的可能。

（3）当患者症状、体征与检查结果不符时，应及时考虑复查。

病例二

病例介绍

患者，男，40岁。中、上腹疼痛1月余，加重5天入院。

患者近1月来，在进食刺激性食物后出现腹痛，以剑突下明显，伴有黑便，内无明显黏液。自行在家服用西咪替丁、迪乐冲剂等药物1～3天后，腹痛症状明显缓解，但仍有黑便，未行进一步检查。5天前腹痛再发，较前加重，伴乏力、头晕，为进一步诊治来我院。自发病以来，患者一般状况良好，精神、体力一般，大便如上所述，小便正常，体重下降4千克。

既往史：半年前因冠状动脉粥样硬化性心脏病行冠状动脉支架植入术，规律口服阿司匹林、氯吡格雷双联抗血小板聚集药物。

入院查体：T 36.5℃，P 70次/分，R 20次/分，BP 120/70mmHg，神清，贫血貌，睑结膜苍白，消瘦，全身皮肤及黏膜未见黄染，浅表淋巴结不肿大，心肺未见异常，腹软，肝脾不肿大，剑突下深压痛，无肌紧张，反跳痛，四肢活动自如。直肠指诊无阳性发现。余查体未见异常。

辅助检查：血常规 Hb 65g/L，PLT 正常，肝、肾功能正常，CEA、CA125 均在正常范围内。

病例分析

1. 首先考虑哪些诊断？

印象☞ 消化道溃疡（消化道出血）？消化道肿瘤？

支持依据：①主诉中、上腹疼痛 1 月余，加重 5 天，且有黑便史，服用解痉药、抑酸药有效；②患者入院前 1 个月左右有头昏及耳鸣等非特异性症状；③查体有贫血貌，剑突下有深压痛；④实验室检查血常规 Hb65g/L，CEA、CA125 均在正常范围内；⑤既往史中曾规律服用抗凝药。

不支持依据：①中年男性，自发病以来体重下降 4 千克；②在进食刺激性食物后出现腹痛，以剑突下明显。

（1）消化道溃疡：患者中年男性，有冠脉支架植入术病史，规律口服抗凝药，首先考虑消化道溃疡，结合患者症状，及口服抑酸药有效等病史更支持溃疡的诊断。可行胃肠镜检查明确诊断，必要时行小肠镜检查。

（2）胃癌：因中、上腹疼痛及黑便顽固发作，且症状不具有特异性，且患者短期内体重下降明显，所以亦不能排除消化道肿瘤（胃癌）的诊断，应着重鉴别。

思考☞ 问1：如何看待患者既往史中曾规律服用抗凝药？

答：患者有冠脉支架植入术病史，且术后规律服用抗凝药，而抗凝药最常见的并发症为出血，此处再叠加患者的消化道症状，故很难排除消化道溃疡的诊断。可借助上消化道内镜排除溃疡的诊断。

问2：哪些情况下会出现腹痛加重？

答：因首先怀疑消化道溃疡的诊断，很容易误导认为腹痛加重可能为溃疡并发症所致（如穿孔等），但因患者中、上腹疼痛及黑便症状不具有特异性，且短时间内体重下降较明显，所以亦不能排除消化道肿瘤（胃癌）的诊断，应着重鉴别。

2. 还需要做哪些检查？

为明确溃疡存在，可选择能间接或直接提示溃疡的辅助检查方法，如下：

（1）消化道内镜（胃肠镜）：可更直观地看到病变存在的部位，相比造影更直接，同时还可以发现造影无法发现的病变。同时内镜引导下的组织活检可以作出最终的病理学诊断，有助于肿瘤（胃癌）的鉴别。

（2）消化道钡餐造影：溃疡的特征性表现为“龛影”，根据其出现的部位可以判断病变的部位，属间接提示病变存在的辅助检查。

（3）小肠CT：若胃肠镜无明显阳性发现，在不能排除小肠病变时，可先行小肠CT（需口服甘露醇）。若有阳性发现，可使小肠镜检查有的放矢。

3. 是否需要急诊手术？

印象☞ 患者目前生命体征平稳，无腹部压痛、反跳痛等腹膜炎体征，暂无急诊手术指征，待完善相关化验、检查后，决定是否手术治疗。

病例预后

检查结果：患者结肠镜检查提示：横结肠占位性病变。病理回报：高分化腺癌。腹部增强 CT：横结肠病变考虑肿瘤，未见周围淋巴结肿大。

治疗过程及结果：患者目前有手术指征，且暂无肿瘤远处转移，遂行结肠癌根治术，术中见横结肠中段肠壁僵硬，术中诊断为横结肠癌，遂行横结肠切除及周围淋巴清扫术。术后标本病理检查回报提示：病变侵及浆膜层，1 枚淋巴结查见转移组织。术后患者给予 FOLFOX6 方案（奥沙利铂 + 亚叶酸钙 + 氟尿嘧啶）化疗 3 周期，每年行结肠镜检查及 CEA、CA125 标志物检查均在正常范围内。存活至今。

最后诊断：结肠癌（$cT_3N_{1a}M_0$ ⅢB 期 G_1）。

经验教训：

（1）患者诉中、上腹痛及查体剑突下压痛，不能想当然地将疾病局限在胃，应考虑到横结肠病变的可能。

（2）结肠癌的早期诊断，对患者的预后及生存质量有很大意义。建议高危人群每年常规行肿瘤标记物及肠镜检查，做到早诊断、早治疗。

病例三

病例介绍

患者，男，81 岁，以腹胀、腹痛伴肛门停止排便排气 4 天为主诉入院。

患者于 4 天前出现不明原因腹胀，为全腹，伴腹痛，为胀痛，无缓解，逐渐加重，肛门排便、排气停止，无恶心、呕吐，无呕血，无发热。未给予特殊处理。遂来急诊就诊，自发病以来，患者精神一般，食欲食量较前下降，大便如上所述，平日大便干燥，3 ~5 日解大便 1 次，小便正常，体重下降 2 千克。

既往史无特殊。

入院查体：T 37.4℃，P：80 次/分，R 21 次/分，BP 140/85mmHg。神志清楚，急性痛苦面容，锁骨上淋巴结未触及肿大，腹膨隆，腹肌软，全腹压痛（+），无反跳痛，全腹未扪及肿块，移动性浊音阴性。肠鸣音亢进，可闻及气过水音。直肠指诊（-）。

病例分析

1. 首先考虑哪些诊断？

印象☞ 肠梗阻？粪石梗阻？肠道肿瘤？肠扭转？原因待查。

支持依据：①患者主诉腹胀、腹痛伴肛门停止排便排气 4 天；②患者有便秘史；③查体腹膨隆，腹肌软，全腹压痛（+），无反跳痛，全腹未扪及肿块，移动性浊音阴性。肠鸣音亢进，可闻及气过水音。

不支持依据：①患者老年男性，体重下降2千克；②未进食，无恶心、呕吐；③直肠指诊（-）。

思考☞ 患者系老年男性，无明显诱因出现腹痛、腹胀伴肛门停止排便排气，查体腹膨隆，腹肌软，全腹压痛（+），肠鸣音亢进，可闻及气过水音。首先考虑为机械性肠梗阻。于老年人，因有便秘习惯，以粪石引起的梗阻常见，其次亦可能为乙状结肠扭转引起。因无大便习惯及粪便性状的改变，直肠指诊（-），肿瘤引起梗阻的可能性较小，但不能完全排除，需进一步鉴别诊断。

问1：老年人最常见的肠梗阻原因主要有哪些？

答：老年人常见的肠梗阻即为粪石引起的机械性肠梗阻，还应考虑到肿瘤引起，除此之外亦可能为乙状结肠扭转引起。

问2：结合此病例，最可能的肠梗阻原因可能为什么？

答：结合此病例，患者有便秘史，即首先怀疑为粪石引起。但患者直肠指诊无阳性发现，所以，低位肠道肿瘤也为重点的鉴别病因之一。

2. 还需要做哪些检查？

（1）血常规、血生化、肿瘤标的物等。

（2）腹部立位X线平片：根据平片表现，可初步判断出梗阻部位及严重程度，必要时行消化道水溶性造影。

（3）消化道内镜（结肠镜）：可于直视下观察到梗阻的部位及引起梗阻的原因，并作出内镜下诊断。必要时可取局部组织标本，取得病理学证据。

（4）必要时行腹部增强CT检查。

3. 是否需要急诊手术？

印象☞ 患者肠梗阻症状明显，有手术指征，积极给予胃肠减压后可于急诊行剖腹探查术。

思考☞ 患者年龄较大，手术风险较大，术前应充分评价患者的身体健康状况，如心脏功能、肺功能等，并积极给予胃肠减压，术前做好充分准备。获益与风险比：因患者肠梗阻症状明显，若延误处理的最佳时机，后期并发症较多，所以积极手术解除梗阻为首选。若为肿瘤以外的原因引起的梗阻，如粪石性，肠扭转等，则采取相应的处理措施即可。若为肿瘤性，则术中根据临床分期，行相应根治术，术后可配合放疗、化疗等综合治疗。

病例预后

检查结果：急诊行纤维结肠镜检查，内镜见降结肠中段菜花状肿物突入肠腔生长，探查质地较硬，肠腔狭窄处内镜不能通过，并于病变部位取标本送病理检查。

治疗过程及结果：病情告知家属后，因患者家属担心患者年龄较大，手术风险较大，拒绝手术治疗，遂给予胃肠减压等保守治疗。情况好转后出院。出院随访，患者 2 月后死亡。

最后诊断：病理回报为（降结肠）腺癌。

经验教训：结肠癌高发人群（如有家族遗传史、高龄人群）应密切关注大便习惯及性状的改变，若出现腹痛、便秘、腹泻、大便变细或血便等，应及时医院就诊。门诊医生应对此类患者做好宣教工作，使其做到定期复查，早发现早治疗。

二、病例讨论

1. 结肠癌的概念是什么？

结肠癌（colon cancer）是胃肠道中常见的恶性肿瘤，以41～65岁发病率最高。在我国近20年来尤其在大城市，发病率明显上升，且有结肠癌多于直肠癌的趋势。从病因看半数以上来自腺瘤癌变，从形态学上可见到增生、腺瘤及癌变各阶段以及相应的染色体改变。随分子生物学技术的发展，同时存在的分子事件基因表达亦逐渐被认识，从中明确癌的发生发展是一个多步骤、多阶段及多基因参与的细胞遗传性疾病。

2. 结肠癌如何分类？

根据肿瘤的大体形态可区分为：

（1）肿块型：肿瘤向肠腔内生长，好发于右侧结肠，特别是盲肠。

（2）浸润型：沿肠壁浸润，容易引起肠腔狭窄和肠梗阻，多发生于左侧结肠。

（3）溃疡型：其特点是向肠壁深层生长并向周围浸润，是结肠癌常见的类型。

显微镜下组织学分类较常见的为：①腺癌：占结肠癌的大多数。②黏液癌：预后较腺癌差。③未分化癌：易侵入小血管和淋巴管，预后最差。

结肠癌的分期主要有TNM分期和Dukes分期，具体如下：

结肠癌 TNM 分期

原发肿瘤（T）

T_x：原发肿瘤无法评价

T_0：无原发肿瘤证据

Tis 原位癌：局限于上皮内或侵犯黏膜固有层

T_1：肿瘤侵犯黏膜下层

T_2：肿瘤侵犯固有肌层

T_3：肿瘤穿透固有肌层到达浆膜下层，或侵犯无腹膜覆盖的结直肠旁组织

T_{4a}：肿瘤穿透腹膜脏层

T_{4b}：肿瘤直接侵犯或粘连于其他器官或结构

区域淋巴结（N）

N_x：区域淋巴结无法评价

N_0：无区域淋巴结转移

N_1：有 1～3 枚区域淋巴结转移

N_{1a}：有 1 枚区域淋巴结转移

N_{1b}：有 2～3 枚区域淋巴结转移

N_{1c}：浆膜下、肠系膜、无腹膜覆盖结肠/直肠周围组织内有肿瘤种植（TD，tumor deposit），无区域淋巴结转移

N_2：有 4 枚以上区域淋巴结转移

N_{2a}：4～6 枚区域淋巴结转移

N_{2c}：7 枚及更多区域淋巴结转移

远处转移（M）

M_x：远处转移无法评价

M_0：无远处转移

M_1：有远处转移

M_{1a}：远处转移局限于单个器官或部位（如肝，肺，卵巢，非区域淋巴结）

M_{1b}：远处转移分布于一个以上的器官/部位或腹膜转移

Dukes 分期

A 期：癌仅限于肠壁内；

B 期：穿透肠壁侵入浆膜或（及）浆膜外，但无淋巴结转移者；

C 期：有淋巴结转移；

C_1 期：淋巴结转移仅限于癌肿附近如结肠壁及结肠旁淋巴结者；

C_2 期：转移至系膜和系膜根部淋巴结者；

D 期：已有远处转移或腹腔转移，或广泛侵及邻近脏器无法切除者。

3. 结肠癌的病因是什么？

结肠癌的确切发病原因和机制，同其他肿瘤一样，仍然不完全清楚。

中国和日本人的大肠癌发病率明显低于美国，但移民到美国的第一代即可见到大肠癌发病率上升，第二代基本接近美国人的发病率。从流行病学的观点看，结肠癌的发病和环境、生活习惯，尤其是饮食方式有关。

研究显示，饱和脂肪酸的饮食可增加结肠中胆汁酸与中性固醇的浓度，并改变大肠菌群的组成。胆汁酸经细菌作用可生成 3－甲基胆蒽等致癌物质，固醇环也可经细菌作用被芳香化而形成致癌物质。食物纤维包括纤维素、果胶、半纤维素、木质素等，吸收水分，增加粪便量，稀释肠内残留物浓度，能够缩短粪便通过大肠的时间而减少致癌物质与肠黏膜接触的时间，膳食纤维不足，已是结肠癌的发病因素之一。

慢性大肠炎症，如溃疡性结肠炎的肠癌发生率高于一般人群，炎症的增生性病变的发展过程中，常可形成息肉，进一步发展为肠癌；溃疡性结肠炎、克罗恩（Crohn）病，患者病史较长时，有癌变可能。

血吸虫流行区和非流行区的结肠癌发病率与死亡率有明显区别，过去认为慢性血吸虫病患者，因肠壁血吸虫卵沉积与毒素刺激，导致大肠黏膜慢性溃疡、炎性息肉等，进而引起癌变。

据一般资料统计，有结肠息肉的患者，结肠癌发病率是无结肠息肉患者的 5 倍。家族性多发性肠息肉瘤，癌变的发生率更高，且本病在某种程度上已经被公认为癌前病变。

近几年来，有报告结肠癌阳性家族者，其发病率是一般人群的 4 倍，说明遗传因素可能参与结肠癌的发病。

4. 结肠癌的发病机制是什么？

大肠癌是从细胞向癌变演进，从腺瘤 - 癌序列约经历 10 ~ 15 年，在此癌变过程中，遗传突变包括癌基因激活（K - ras，c - myc，EGFR）、抑癌基因失活（APC，DCC，P53）、错配修复基因突变（HMSHI，HLH1，PMS1，PMS2，GTBP）及基因过度表达（COX - 2，CD44υ）。APC 基因失活致杂合性缺失，APC/β catenin 通路启动促成腺瘤进程；错配修复基因突变致基因不稳定，可出现遗传性非息肉病结肠癌（hereditory non - polyposis colon cancer，HNPCC）综合征。

总之，结肠癌的发病机制目前还不清楚，其为一多因子参加、多因素影响的综合且复杂的过程。

5. 结肠癌的临床表现是什么？

结肠癌早期常无特殊症状，发展后主要有下列症状：

（1）排便习惯与粪便性状的改变：常为最早出现的症状。多表现为排便次数增加、腹泻、便秘、粪便中带血、脓或黏液。

（2）腹痛：也是早期症状之一，常为定位不确切的持续性隐痛，或仅为腹部不适或腹胀感，出现肠梗阻时则腹痛加重或为阵发性绞痛。

（3）腹部肿块：多为瘤体本身，有时可能为梗阻近侧肠腔内的积粪。肿块大多坚硬，呈结节状。如为横结肠癌和乙状结肠癌可有一定的活动度。如癌肿穿透并发感染时，肿块固定，且有明显压痛。

（4）肠梗阻症状：一般属结肠癌的中晚期症状，多表现为慢性低位不完全性肠梗阻，主要表现是腹胀和便秘。腹部胀痛或阵发性绞痛。当发生完全性梗阻时，症状加剧。左侧结肠癌有时可以急性完全性结肠梗阻为首先出现的症状。

（5）全身症状：由于慢性失血、癌肿溃烂、感染、毒素吸收等，患者可出现贫血、消瘦、乏力、低热等。病情晚期可出现肝大、黄疸、浮肿、腹水、直肠前凹肿块、锁骨上淋巴结肿大及恶病质等。

由于癌肿病理类型和部位的不同，临床表现也有区别。一般右侧结肠癌以全身症状、贫血、腹部肿块为主要表现，左侧结肠癌以肠梗阻、便秘、腹泻、便血等症状为显著。

不同部位结肠癌的症状：

整个结肠以横结肠中部为界，分为右半结肠和左半结肠两个部分，此两部癌肿的临床表现各有其特点，兹分述如下：

右半结肠癌：右半结肠肠腔粗大，肠内粪便为液状，这段肠管的癌肿多为溃疡型或突向肠腔的菜花状癌，很少环状狭窄，故不常发生梗阻。但是这些癌肿常溃破出血，继发感染，伴有毒素吸收，因此，其临床上可有腹痛不适、大便改变、腹块、贫血、消瘦或恶液质表现。

❖腹痛不适：约 75% 的患者有腹部不适或隐痛，初为间歇性，后转为持续性，常位于右下腹部，很像慢性阑尾炎发作。如肿瘤位于肝曲处而粪便又较干结时，也可出现绞痛，应注意与慢性胆囊炎相鉴别。约 50% 的患者有食欲不振、饱胀嗳气、恶心呕吐等现象。

❖大便改变：早期粪便稀薄，有脓血，排便次数增多，与癌肿溃疡形成有关。待肿瘤体积增大，影响粪便通过，可交替出现腹泻与便秘。出血量少，随着结肠的蠕动与粪便充分混合，肉眼观察不易看出，但隐血试验常为阳性。

❖腹部肿块：就诊时半数以上患者可发现腹部肿块。这种肿块可能就是癌肿本身，也可能是肠外浸润和粘连所形成的团块。前者形态较规则，轮廓清楚；后者形态不甚规则。肿块一般质地较硬，一旦继发感染时移动受限，且有压痛。

❖贫血和恶病质：约 30% 的患者因癌肿溃破持续出血而出现贫血，并有体重减轻、四肢无力，甚至全身恶病质现象。

左半结肠癌：左半结肠肠腔较细，肠内粪便由于水分被吸收而变得干硬。左半结肠癌多数为浸润型，常引起环状狭窄，故临床表现主要为急、慢性肠梗阻。肿块体积较小，既少溃破出血，又无毒素吸收，故罕见贫血、消瘦、恶液质等现象，也不易扪及肿块。

❖腹部绞痛：是癌肿伴发肠梗阻的主要表现，梗阻可突发，出现腹部绞痛，伴腹胀、肠蠕动亢进、便秘和排气受阻；慢性梗阻时则表现为腹胀不适、阵发性腹痛、肠鸣音亢进、便秘、粪便带血和黏液，部分性肠梗阻有时持续数月才转变成完全性肠梗阻。

❖排便困难：半数患者有此症状，随着病程的进展，便秘情况愈见严重。如癌肿位置较低，还可有排便不畅和里急后重的感觉。

❖粪便带血或黏液：由于左半结肠中的粪便渐趋成形，血液和黏液不与粪便相混，约25%患者的粪便中肉眼观察可见鲜血和黏液。

6. 结肠癌的常用检查手段有哪些？

结肠癌早期症状多较轻或不明显，常被患者忽视，也易漏诊。故对中年以上患者有下列表现时应提高警惕，考虑有无结肠癌的可能：①近期内出现排便习惯改变（如便秘、腹泻或排便不畅）、持续腹部不适、隐痛或腹胀；②粪便隐血试验持续阳性；③粪便变稀，或带有血液和黏液；④腹部可扪及肿块；⑤原因不明的贫血、乏力或体重减轻等。

有上述可疑现象时，除作进一步的病史询问和体格检查外，应进行下列系统检查，以期确定诊断。

（1）肛管指诊和直肠镜检：检查有无直肠息肉、直肠癌、内痔或其他病变，以资鉴别。

（2）乙状结肠镜和纤维结肠镜检查：乙状结肠镜虽长25cm，但75%的大肠癌位于乙状结肠镜所能窥视的范围内。镜检时不仅可以发现癌肿，还可观察其大小、位置以及局部浸润范围。通过乙状结肠镜可以采取组织作病理检查。纤维结肠镜检查可提供更高的诊断率，国内已广泛应用，操作熟练者可将纤维结肠镜插至盲肠和末端回肠，还可进行照相，是一种理想的检查方法。

（3）X线检查

①腹部平片检查：适用于伴发急性肠梗阻的病例，可见梗阻部位上方的结肠有充气胀大现象。②钡剂灌肠检查：可见癌肿部位的肠壁僵硬，扩张性差，蠕动至病灶处减弱或消失，结肠袋形态不规则或消失，肠腔狭窄，黏膜皱襞紊乱、破坏或消失，充盈缺损等。钡剂空气双重对比造影更有助于诊断结肠内带蒂的肿瘤。

（4）癌胚抗原（CEA）试验：对早期病例的诊断价值不大，但对推测预后和判断复发有一定的帮助。

2013年NCCN结肠癌治疗指南中首先推荐结肠镜检查，具有确诊价值。除此之外，影像学的胸/腹/盆腔CT，血液检查方面的全血细胞计数（CBC）、血小板计数、生化检查中的CEA等均可协助诊断。其中还指出如临床上有指征可行穿刺活检的可行穿刺活检，取得病理学诊断依据。PET－CT也适用于有可能通过手术根治的M1期肿瘤。

7. 结肠癌的诊断标准是什么？

（1）内镜：纤维结肠镜检查，直视下看到肿块本身可作出内镜下诊断。内镜辅助下的活检最终的病理诊断为诊断的金标准。

（2）影像学：腹部CT、腹部B超等影像学检查定位到包块的证据，可作为诊断的依据之一。除此之外，还可以在影像学方法的引导下做肿块的穿刺活检，取得病理学诊断依据。

（3）实验室检查：血清肿瘤标志物CEA的升高在某种程度上有提示意义，且其可以作为术后肿瘤复发的监测指标。

（4）其他：查体时于腹部查到包块，直肠指诊具有鉴别诊断的意义。

8. 结肠癌的鉴别诊断是什么？

（1）阑尾炎（appendicitis）：急性阑尾炎的主要特征性表现为转移性右下腹痛。70%～80%的患者具有这种特点。但不同类型的阑尾炎其临床表现也有差异。发病早期可能会有厌食、恶心、呕吐等消化道非特异性症状。全身症状方面还会有全身乏力，随着炎症的进展还会出现中毒症状，如心率增快、发热、寒战、黄疸等。特征主要为右下腹压痛，此为阑尾炎最常见最重要的体征。压痛点为麦氏点。腹膜刺激征，即反跳痛、腹肌紧张、肠鸣音减弱或消失等，常提示阑尾炎症加重，出现化脓、坏疽或穿孔等。右下腹扪及包块时可以考虑阑尾周围脓肿的可能。回盲部或右半结肠的肿瘤最易误诊为阑尾炎，临床上需加以鉴别，根据病情，及时手术探查可以明确病变类型。

（2）消化道溃疡病（gastrointestinal ulcers）：上腹痛为消化性溃疡的主要症状。典型的消化性溃疡有如下特点：①慢性过程，病史可长达数十年；②周期性发作，发作与环节交替；③发作时上腹痛呈节律性，腹痛可进食或服用抑酸药缓解。上腹痛可表现为钝痛、灼痛、胀痛、剧痛等。多位于中上腹。十二指肠溃疡多表现为疼痛在两餐之间发生（饥饿痛），进餐后缓解；胃溃疡表现为餐后约1消失发生，经1~2小时后缓解，至下次进餐后再重复上述节律。溃疡活动时上腹部可有局限性轻压痛，缓解期无明显体征。此主要与横结肠肿瘤相鉴别，因横结肠肿瘤患者可以中上腹的压痛为首要表现就诊，胃镜辅助鉴别为最重要的方法。

（3）肠梗阻（intestinal obstruction）：肠梗阻的特征性表现为腹痛、腹胀、呕吐和停止肛门排气排便。腹痛常表现为阵发性上腹绞痛，多在腹中部，也可偏于梗阻部位。有时能见到肠形及蠕动波。梗阻早期的呕吐为反射性，呕吐物为食物或胃液。根据梗阻的部位不同，呕吐出现的时间及呕出物也不同。腹胀的程度与梗阻的部位及梗阻的持续时间也有密切关系。完全性梗阻发生后，患者多不再排气排便；但梗阻早期及不完全性梗阻时此症状则较晚出现。低位结肠癌，如左半结肠癌，较易发生肠梗阻，且肠梗阻的发生常提示肿瘤已到晚期。肠梗阻的病因诊断显得尤为重要，明确病因后，及时采取适当的治疗措施可明显改善患者的预后。

结肠癌的临床表现多种多样，临床上有不明原因的体重下降、不明原因的黑便及贫血或全身乏力等为首发症状而就诊的患者的报道。还有因肠道感染，如腹泻、大便黏液脓血便等为首要就诊症状的报道。作为临床医生我们应做好警惕，及时采取适当的方法，明确诊断，改善患者的预后。

9. 结肠癌的保守治疗措施是什么?

(1) 一般治疗：即充分休息，给予高蛋白、高热量饮食，静脉补充营养。若为肠梗阻等不能经口进食的患者应充分给予胃肠减压，并及时足量给予肠外营养。对于严重贫血的患者可考虑适当成分输血。同时还可静脉补充必需的营养物质，如维生素类、钾离子等。

(2) 化学药物治疗：2013 版 NCCN 指南推荐低危Ⅱ期患者可参加临床试验、单纯观察或考虑使用卡培他滨或 5 - FU/亚叶酸钙 (LV) 辅助化疗，指南认为奥沙利铂 +5 - FU + LV (FOLFOX 方案) 不适合用于无高危因素的Ⅱ期患者辅助治疗。高危Ⅱ期患者，应考虑按照Ⅲ期患者进行辅助治疗，指南推荐 5 - FU/LV + 奥沙利铂 (FOLFOX 或 FLOX) 或卡培他滨 ± 奥沙利铂方案。

对于Ⅲ期患者 (T_{1-4}, N_{1-2}, M_0)，2013 版 NCCN 指南推荐术后进行 6 个月的辅助化疗。方案可选用：奥沙利铂 +5 - FU + FV (FOLFOX6) 作为标准治疗；卡培他滨联合奥沙利铂 (XELOX)。对不能使用奥沙利铂的患者可选单药卡培他滨或 5 - FU/LV。

对于临床分期 T_{3-4} 或 N_{1-2} 距肛缘≤12cm 直肠癌患者，推荐术前新辅助放化疗，如术前未行新辅助放疗，则建议辅助化疗，推荐氟尿嘧啶类单药如 5 - FU 和卡培他滨。

(3) 免疫治疗：可以提高患者抗肿瘤的能力，近年来发展很快，诸如干扰素、白细胞介素、转移因子、肿瘤坏死因子等。

(4) 中药治疗：可改善症状，增强机体的抗病能力，减少放疗、化疗的副作用，有的中药有直接的抗癌作用。用药时可辨证、辨病兼顾，加入清热解毒、活血攻坚、滋阴养血、除痰散结、调补脾胃等功效的药物。

10. 结肠癌的手术适应证是什么?

2013版NCCN结肠癌治疗指南：适合切除的结肠癌，即组织学证实的原发于结肠的恶性肿瘤。

结肠癌的唯一根治方法是早期切除癌肿。探查中如发现已有癌转移，但病变肠曲尚可游离时，原则上即应将大肠癌切除，以免日后发生肠梗阻；另一方面，癌肿常有糜烂、渗血或伴有继发感染，切除后能使全身情况得到改善。

11. 结肠癌的手术禁忌证是什么?

对有广泛癌转移者，如病变肠段已不能切除，则应进行造瘘或捷径等姑息手术。

对于全身情况较差的患者，手术风险较大，预计获益小于收益的可不予手术。

对于年龄较大的患者。

12. 结肠癌的急诊手术原则是什么?

肿瘤引起的急性肠梗阻或穿孔，和（或）保守治疗无效，和（或）病情加重或有加重倾向的情况时可急诊手术。

原因不明的肠梗阻、穿孔、肠腔内出血，为明确病因，可急诊行剖腹探查术。

13. 结肠癌的手术步骤是什么?

满足以下标准考虑行腹腔镜辅助下的结肠切除术：①手术医师对腹腔镜辅助下的结肠切除术有经验；②肿

瘤不位于直肠，且无严重影响手术的腹腔粘连；③非局部晚期肿瘤；④不适用于肿瘤引起的急性肠梗阻或穿孔；⑤需要进行全腹部探查；⑥考虑术前标记小病灶。

结肠癌治疗时，总体治疗原则是以手术切除为主的综合治疗。

（1）结肠癌根治性手术切除范围须包括癌肿所在肠袢及其系膜和区域淋巴结。

①右半结肠切除术：适用于盲肠、升结肠、结肠肝曲的癌肿。对于盲肠癌和升结肠癌，切除范围包括右半横结肠、升结肠、盲肠，包括长 15 ~ 20cm 的回肠末段，作回肠与横结肠端端或端侧吻合。对于结肠肝曲的癌肿，除上述范围外，须切除横结肠和胃网膜右动脉组的淋巴结。

②横结肠切除术：适用于横结肠癌。切除包括肝曲或脾曲的整个横结肠以及胃结肠韧带的淋巴结组，行升结肠和降结肠端端吻合。倘若因两端张力大而不能吻合，对偏左侧的横结肠癌，可切除降结肠，行升结肠、乙状结肠吻合术。

③左半结肠切除术：适用于结肠脾曲和降结肠癌。切除范围包括横结肠左半、降结肠，并根据降结肠癌位置的高低切除部分或全部乙状结肠，然后作结肠间或结肠与直肠端端吻合术。

④乙状结肠癌的根治切除术：要根据乙状结肠的长短和癌肿所在部位，分别采用切除整个乙状结肠和全部降结肠，或切除整个乙状结肠、部分降结肠和部分直肠，作结肠直肠吻合术。

（2）结肠癌并发急性肠梗阻的手术应当在进行胃肠

减压、纠正水和电解质紊乱以及酸碱失衡等适当的准备后，早期施行手术。右侧结肠癌作右半结肠切除一期回肠结肠吻合术。如患者情况不允许可先作盲肠造口解除梗阻，二期手术行根治性切除。如癌肿不能切除，可切断末端回肠，行近切端回肠横结肠端侧吻合，远切端回肠断端造口。左侧结肠癌并发急性肠梗阻时，一般应在梗阻部位的近侧作横结肠造口，在肠道充分准备的条件下，再二期手术行根治性切除。对肿瘤不能切除者，则行姑息性结肠造口。

在结肠癌手术切除的具体操作中，首先要将肿瘤所在的肠管远近端用纱布条扎紧，以防止癌细胞在肠腔内扩散、种植。随即结扎相应的血管，以防止癌细胞血行转移。可在扎闭的肠管内给予稀释的抗癌化学药物如5－FU，然后再行肠袢切除。结肠癌手术一般均需充分的肠道准备，肠道准备主要是排空肠道和适量肠道抗生素的应用。①肠道排空：有多种方法，术前12～24小时口服复方聚乙二醇电解质散2000～3000ml，或口服甘露醇法。也有术前一天口服泻剂，如蓖麻油、硫酸镁或番泻叶等。除非疑有肠梗阻，目前临床上较少采用反复清洁灌肠的肠道清洁方法。②肠道抗生素的使用：常规使用甲硝唑0.4g，一日三次；新霉素1.0g，一日两次，术前一天使用。不建议三天法肠道准备。

14. 结肠癌的术后注意事项是什么？

（1）体位：患者还处于麻醉未清醒的状态时，可将结肠癌患者平卧，头偏向一侧，用洁净毛巾擦去其口、鼻腔的分泌物，保持清洁。严密观察患者的生命体征，进行多功能监护，要注意心电图示波及血氧饱和度的变化，保护监护仪功能完好、正常使用。

（2）胃肠减压：保持胃管通畅，注意引流液性状、颜色、量和性质。

（3）腹腔引流：要注意观察引流情况，保持引流通畅，要防止牵拉时引流管脱落。

（4）其他：定期检查患者腹部伤口情况，伤口定期换药。有腹壁造瘘的，应定时护理瘘口。积极询问患者排便、排气情况。可适当给予抗炎、补液、调节免疫及营养支持等。

15. 结肠癌的预后如何?

结肠癌的预后较好，经根治手术治疗后，Dukes A、B 及 C 期的 5 年生存率分别可达 80%、65% 及 30%。

结肠癌手术以后要定期到医院检查和复查，并且做好康复措施，具体治疗后的存活时间还是同个人的身体体质、康复环境以及手术后的放化疗有关系。

16. 结肠癌应如何预防?

大肠癌由于存在息肉－腺瘤－腺癌的演进序列，历时长，因而为预防提供了可能。目前常用的阻断演进的物质有非甾体消炎药（NSAIDs），可拮抗环氧化酶活性，抑制核因子 kappaB，如阿司匹林已有临床实验研究报告，舒林酸（sulindac）具可逆性还原、不可逆性氧化抑制前列腺素产物导致息肉退缩。此外，维生素 E、维生素 C、维生素 A 可抑制直肠腺瘤上皮增生。钙剂、大豆、蔬菜等均为有益饮食、健康食品，有防护作用。减轻体重，减少动物脂肪的摄入，多吃富含膳食纤维的食物，多参加体育锻炼，有助于预防结肠癌的发生。

健康生活习惯建议：①保持良好体重；②坚持日常体育运动（建议：每周5次以上，每次30分钟以上中等到剧烈的体育运动。）；③酒精摄入的咨询；④吸烟咨询，建议戒烟；⑤健康饮食咨询，强调植物性食物。

克罗恩病 ▸▸▸▸

克罗恩病 (crohn's disease，CD) 是消化道最常见的炎症性肠病之一，该病在欧美发病率较高，年轻人好发，且女性略多于男性，城区高于农村，15~30 岁、60~80 岁是该病发病的两个高峰年龄段。近年来发病率呈上升趋势，发病机制尚不明确，考虑与肠道感染、环境因素、遗传及免疫等因素有关。

本章回顾了三个临床病例的诊疗过程和随访结果，还介绍了该病的发病因素、临床症状、诊断依据、鉴别诊断、治疗原则、手术注意事项等方面的相关知识。

一、病例分析

病例一

病例介绍

温某，女，57岁，农民，主因“间断性左下腹疼痛、便血1月余”入院。

现病史：患者于1月余前无明显诱因出现左下腹下坠样疼痛，便2次硬结粪团，量多，随后解黄色稀便1次，未予重视，5小时后解鲜红色血便6次，总量约300ml，同时伴头晕，至当地医院住院治疗，期间先后行2次肠镜检查分别提示结肠癌合并不全梗阻、结肠溃疡(癌待排)。但两次病理检查均为：结肠黏膜慢性炎。按“溃疡性结肠炎”经验性予柳氮磺胺吡啶片（3片，3次/日)，并给予地塞米松保留灌肠。治疗10天后未再便血，但仍头晕，无食欲，伴左下腹下坠样疼痛，大便为黄色糊状，3~4次/日，量少，无黏液、脓血。2天前因上腹部不适而自行停药，现来我院门诊就诊，行肠镜提示：克罗恩病疑似，并取活检送病理（尚未回报)。门诊遂以“炎症性肠病”收入院。自起病以来，患者精神、食欲、睡眠差，小便正常，大便黄色糊状，体力较前减退，体重下降约8千克。

既往史：18年前曾因乳腺癌行“左侧乳腺癌根治术”。

入院查体：体温37.2℃，脉搏90/分，呼吸20/分，血压110/60mmHg。患者意识清楚、精神状态较差，全身皮肤黏膜未见黄染，左侧胸壁可见一长约25cm的陈旧性手术瘢痕，左侧乳房缺如。心肺查体未见明显异常。腹平坦，未见胃肠型及蠕动波，未见腹壁静脉曲张，肠鸣音正常，左下腹有轻压痛及反跳痛，无肌紧张，Murphy征阴性，全腹未扪及包块，肝脾肋下未及，腹部移动性浊音阴性。双下肢无水肿。

辅助检查：门诊肠镜提示：克罗恩病疑似，血常规、CEA未见明显异常。

病例分析

1. 首先考虑哪些诊断?

印象☞ 炎症性肠病（克罗恩病？溃疡性结肠炎？）结肠癌？肠结核？

（1）克罗恩病

支持依据：患者接近克罗恩病好发年龄段，有腹痛、腹泻，起病后于外院行结肠镜提示有不全梗阻及结肠溃疡，病理提示有结肠黏膜慢性炎，行氨基水杨酸制剂及激素保留灌肠治疗有效，我院门诊结肠镜提示：克罗恩病疑似。

不支持依据：患者发病时有明显血便，且腹痛主要位于左下腹。

（2）溃疡性结肠炎

支持依据：以腹痛、腹泻伴血便起病，腹痛主要位于左下腹，外院肠镜提示有结肠溃疡，病理提示有结肠黏膜慢性炎，行氨基水杨酸制剂及激素保留灌肠治疗有效。

不支持依据：未见典型黏液脓血便，无里急后重，病理结果未报“隐窝脓肿”等溃结典型表现。我院肠镜检查偏向于克罗恩病。

(3) 结肠癌

支持依据：患者年龄较大，有腹痛、血便，体重下降明显。

不支持依据：起病较急，无明显梗阻表现，腹部未扪及包块，病理结果不支持，行氨基水杨酸制剂及激素保留灌肠治疗有效。

(4) 肠结核

支持依据：有腹痛、腹泻，当地医院肠镜提示：不全肠梗阻及结肠溃疡。

不支持依据：既往无结核病史，无结核相关低热、盗汗等症状，腹痛部位不在肠结核好发的右下腹，有明显血便，肠镜检查均未提示结核，行氨基水杨酸制剂及激素保留灌肠治疗有效。

2. 还需要做哪些检查?

(1) 血生化检查明确有无低蛋白血症及肝肾功能损害；

(2) 血沉、CRP 检查了解目前病情活动情况，全消化道造影检查了解肠道病变范围及程度。

(3) 大便常规及培养检查了解大便情况及有无肠道致病菌感染；

(4) CA125、CA199、AFP 等检查初步了解有无癌变可能；

(5) 结核相关检查：胸片、PPD 试验、抗结核抗体、T－spot 等检查以助与结核鉴别。

3. 是否需要手术治疗？

患者生命体征平稳，无血便进行性加重、无梗阻及穿孔表现，无瘘管形成，亦无明确癌变证据，可暂不考虑手术治疗。

患者无低热、盗汗等结核相关症状，门诊行肠镜考虑克罗恩病可能性大，院外病理结果亦支持炎症性肠病，目前考虑诊断炎症性肠病，但结核及癌变可能尚不能排除，可待门诊肠镜病理活检结果回报后决定进一步治疗措施。

思考☞ 还有哪些病可出现便血？

引起便血的原因很多，如痔疮、肛裂、肛瘘、细菌性痢疾、阿米巴痢疾、血吸虫病、溃疡性结肠炎、肠套叠、直肠癌、结肠癌、直肠或结肠息肉等均可引起便血或大便带血，该患者无肛门局部病变、无寄生虫病史、肠镜检查未见明确新生物，结合病理检查，目前考虑炎症性肠病的可能性大。

如何鉴别炎症性肠病中的溃疡性结肠炎和克罗恩病见表 3 所示：

表 3 溃疡性结肠炎与克罗恩病鉴别

项目	溃疡性结肠炎	结肠克罗恩病
症状	脓血便多见	有腹泻但脓血便少见
病变分布	病变连续	呈节段性
直肠受累	绝大多数受累	少见
末段回肠受累	罕见	多见
肠腔狭窄	少见，中心性	多见，偏心性
瘘管形成	罕见	多见

续表

项目	溃疡性结肠炎	结肠克罗恩病
内镜表现	溃疡浅，黏膜弥漫性充血水肿，颗粒状，脆性增加	纵行溃疡，伴周围黏膜正常或鹅卵石样改变
活检特征	固有膜全程弥漫性炎症，隐窝脓肿、隐窝结构明显异常，杯状细胞减少	裂隙状溃疡、上皮样肉芽肿、黏膜下层淋巴细胞聚集、局部炎症

病例预后

检查结果：门诊病理提示：（横结肠）黏膜慢性炎伴糜烂，少许嗜酸性粒细胞浸润，（乙状结肠）局部黏膜可见裂隙状溃疡及非干酪性肉芽肿，符合克罗恩病；肝功提示：总蛋白 46.5g/L，白蛋白 28.2g/L；CRP 56.3mg/L；ESR 40mm/hr；大便隐血阳性；PPD 试验阴性，T－spot、大便培养、胸片、全消化道钡餐检查均正常。

治疗过程及结果：患者肠镜及病理均提示克罗恩病，克罗恩病诊断明确，予美沙拉嗪缓释颗粒（1g，4 次/天）抗炎治疗，同时给予复合乳酸菌调节肠道菌群失调。治疗 10 天后患者已无腹痛、腹泻情况，大便 1 次/天，为黄色软便，无黏液脓血，查体腹部无明显阳性体征，复查 CRP 3.32mg/L、ESR 25mm/hr 较前明显好转出院。院外患者继续口服美沙拉嗪维持治疗，1 个月、3 个月、6 个月、12 个月复查结肠镜均提示无明显异常。随访 1 年无复发。

最后诊断：结肠克罗恩病。

经验教训：

（1）克罗恩病与溃疡性结肠炎同为炎症性肠病，需注意二者的鉴别。

(2) 本例患者年龄较大，且以便血为主要症状，体重下降明显，有左侧乳腺癌手术病史，需注意行肿瘤相关检查，避免漏诊。

病例二

病例介绍

李某，男，15岁，学生，主因“克罗恩病术后2年余，间断发热、腹痛1月”入院。

现病史：患者2009年因腹痛在我院诊断为“克罗恩病”，遂于我院行“右半结肠切除术”。术后病理回报：(回盲部) 良性间叶瘤，累及黏膜下层及浆膜层，结肠黏膜慢性炎伴溃疡形成及出血，慢性阑尾炎急性活动。术后患者恢复良好出院。院外病情平稳。2009年6月25日出现发热，体温最高达39.3℃，自觉感冒引起，服用感冒药后体温下降不明显。2009年7月24日在我院行结肠镜检查提示：横结肠距肛门60cm处，见不规则结节状黏膜隆起，环壁型狭窄，狭窄部中央管腔巨大溃疡，薄苔，质硬，局部狭窄镜身不能通过。诊断：结肠克罗恩病重度活动期。病理提示：炎性肉芽组织。2009年8月18日就诊我院，门诊以“克罗恩病，不完全性肠梗阻”收住院，给予抗生素、肠道益生菌、口服美沙拉嗪、抑酸、降温、对症支持等治疗，并行英夫利昔单抗治疗，患者无明显不适，病情好转出院。2009年8月31日再次行英夫利昔单抗治疗，并于9月1日出院。当晚患者再次出现腹痛，无发热，有排气、排便，未再进食后疼痛逐渐好转。9月3日患者于门诊复查立位平片仍提示：肠梗阻，经保守治疗无效后，于2009年9月11日在全麻下行横结肠部分切除、回肠横结肠端端吻合术。手术顺利，术后恢复良好。术后患者于2009年9月26日行第3次英夫利昔单抗治疗。经治疗后患者未再出现明显发热、腹痛等症状，食欲、体重明显增加，但定期复查血沉、C反应蛋白仍呈进行性升高，于我院门诊就诊给予美沙拉嗪1.0g，4次/天，硫唑嘌呤75mg/日控制病情，随后未再按期复查。2011年4月患者无明显诱因出现乏力、头晕、纳差，至我院查血常规：白细胞计数$1.68 \times 10^9/L$，血红蛋白72g/L，红细胞计数$3.22 \times 10^{12}/L$，血小板计数$7 \times 10^9/L$；血沉98mm/hr，C反应蛋白197mg/L，腹部X片示：腹部局部肠管胀气，并见几个气液平面，考虑肠梗阻。下午患者无明显诱因出现寒战、发热，体温升高至40℃，并感头晕、乏力、视物模糊，流少量鼻血，随后便血1次（量不详），遂至我院急诊按“克罗恩病肠梗阻”收入我科，入院后给予营养支持、输血、补液、升白、提升血小板等对症支持治疗后，患者未再发热及便血，一般症状改善，复查腹部立位平片提示：双膈下未见游离气体。腹部肠管内积气，未见气液平面，与前片对比好转。复查血常规提示：血红蛋白85g/L，白细胞计数$11.39 \times 10^9/L$，血小板计数$26 \times 10^9/L$；遂出院，院外长期口服美沙拉嗪1g，4次/天，强的松40mg/d逐渐减量，2月后完全停用。2011年6月患者无明显诱因再次出现发热，体温最高达39℃，无畏寒及寒战，曾就诊于当地医院给予抗感染治疗3天后，体温降至正常，2~3天后，间断出现发热，以下午5点后为著，体温波动于37.5℃左右，持续4小时左右可自行消退，来我院门诊就诊，查血沉52mm/hr，CRP 71.20mg/L。结肠镜诊断：结肠手术后吻合口溃疡，克罗恩病。于2011年7月16日给予英夫利昔单抗治疗1次，加用甲氨蝶呤5mg/周治疗，患者体温食欲逐渐恢复正常。2011年8月2日继续给予英夫利昔单抗1次，8月20日加用强的松30mg/d，后患者甲氨蝶呤逐渐增加至15mg/周，强的松由30mg/d逐渐减量至15mg/d，病情稳定。2011年11月初出现发热，体温最高达39.1℃，伴进食后腹痛，对症处理后好转，结肠镜提示克罗恩病复发，患者拒绝行英夫利昔单抗治疗，继续行强的松、甲氨蝶呤治疗，仍间断腹痛、发热。2011年12月4日复查血沉34mm/hr，CRP 50.3mg/L，血常规提示白细胞 $11.08\times10^{12}/L$，门诊再次以“克罗恩病”收住院。自上次出院以来，精神、食欲、夜休均差，大便糊状，小便正常，体重较前下降约2千克，体力较前差。

入院查体：生命体征平稳，心肺查体无异常，右侧腹部可见一长约12cm纵行手术瘢痕。听诊肠鸣音正常。全腹无压痛、反跳痛及肌紧张，Murphy征阴性，全腹未扪及包快，肝脾肋下未及。肝肾区无叩击痛，腹部移动性浊音阴性。

辅助检查：血沉34mm/hr，CRP 50.3mg/L，血常规提示白细胞 $11.08\times10^{9}/L$，中性粒细胞百分率0.721，血小板计数 $140\times10^{9}/L$，血红蛋白117g/L；结肠镜：回肠末段黏膜光滑，进镜60cm达吻合口，可见大片状黏膜不规则凹陷，表面白苔，周围黏膜充血水肿，吻合口内侧回肠黏膜可见不规则凹陷，覆黄苔，取材质韧。横结肠所见黏膜光滑柔软，余结肠黏膜未见异常。内镜诊断：结肠手术后吻合口溃疡，克罗恩病。

病例分析

1. 首先考虑诊断是什么？

印象☞ 克罗恩病活动期

支持依据：患者起病以来症状主要为发热、腹痛、腹泻、梗阻等，无黏液脓血便，自2年前开始多次行肠镜检查及手术切除标本送病检均诊断克罗恩病，期间行美沙拉嗪、强的松、硫唑嘌呤、甲氨蝶呤、英夫利昔单抗治疗可缓解，但病情易反复，故结合患者病史、治疗经过及病理检查可确诊克罗恩病，现患者腹痛、发热症状再次出现，血沉、CRP均升高，故考虑处于克罗恩病活动期。

思考☞ 患者多次行手术切除，病情为何仍反复发作？

克罗恩病是一种消化道的慢性、反复发作和非特异性的透壁性炎症，病变呈节段性分布，可累及消化道任何部位，故局部手术仅是对症处理而非根治，只有出现完全性肠梗阻、急性穿孔、合并脓肿形成或内科治疗失败的瘘管、无法控制的大出血和癌变等情况下才考虑行手术处理，该患者因其多次出现梗阻，保守治疗无效的情况下才选择手术治疗，与病情反复发作无必然关系。

2. 还需要行哪些检查？

(1) 大便常规及培养：明确有无大便隐血或肠道感染。

(2) 血生化：了解肝肾功能及有无低蛋白血症。

(3) 复查血沉、CRP：了解目前病情活动情况。

(4) 肿瘤标志物：CEA、CA199、AFP等。

(5) 其他常规检查：血常规、尿常规等。

3. 是否需要手术治疗？

印象☞ 暂不需要手术。

思考☞ 克罗恩病病变多弥漫发生，非局限一处，且患者目前生命体征平稳，无明显梗阻、穿孔、肠道大出血等需手术处理的指征，加之患者病史较长，营养状况不良，再次行手术切除病变肠段必然会进一步影响其肠道功能，加重营养不良状况，故暂不考虑手术治疗。

病例预后

检查结果： 血沉26mm/hr，CRP 104mg/L，血常规、大便常规及培养、血凝全套、肿瘤标志物检查未见明显异常。

治疗过程及结果： 入院后结合患者症状、体征及相关辅助检查结果提示克罗恩病复发，之前数次应用英夫利昔单抗治疗，病情控制不佳，考虑可能与体内出现抗体有关，根据患者既往应用氨基水杨酸制剂、激素及其他多种免疫抑制剂均效果欠佳的现状，考虑应用全人源化的肿瘤坏死因子（TNF）受体拮抗剂阿达木单抗治疗，或者应用环孢菌素A继续治疗，与家属协商后决定使用环孢菌素A（2mg/kg）治疗，并连续监测血药浓度，用药10天后症状缓解，复查血沉25mm/hr，CRP19.3mg/L，血常规及血生化无明显异常。出院后继续口服环孢素胶囊 75mg/d，定期复查血常规、血生化，监测血压。后患者病情反复，吻合口部位克罗恩病多发并肠瘘形成，行免疫抑制剂、英夫利昔单抗及阿达木单抗治疗，病情控制不佳，现已行 2 次外周血干细胞移植，患者病情平稳。目前正在密切随访中。

最后诊断：结肠克罗恩病。

经验教训：克罗恩病容易复发，即使行手术切除联合术后药物维持，多数情况下仍无法避免复发，因此，患者应坚持治疗及随诊。如能早期发现并治疗复发，其效果要比后期治疗好得多。

病例三

病例介绍

辛某，男，45 岁，农民，主因“间断血便 1 年余，回肠造瘘术后 14 天”入院。

现病史：患者缘于 2007 年 11 月下旬无明显诱因出现大便带血，血便分离，初始为黑便，成形，后为鲜红色血，伴腹胀，以进食后明显，伴食欲下降、全身乏力、干咳。无发热、恶心、呕吐，无咳痰、咯血，无反酸、嗳气，无腹痛、腹泻，无排便不尽感。就诊于当地县医院查胃镜示：慢性糜烂性胃炎。给予静脉滴注“青霉素”及口服药物（具体不详）治疗 20 天，血便、腹胀、食欲下降症状明显缓解，全身乏力、干咳症状无明显改善。2008 年 3 月初无明显诱因出现发热，体温最高 38.8℃，每日午后开始，持续约 5 小时可自行消失，同时伴有寒战和发汗，约持续至次日凌晨 3：00 体温自行恢复正常，就诊于当地诊所给予“青霉素”治疗10天，上述症状缓解。2008年3月25日晚20：30患者无明显诱因出现便血，色鲜红，含暗红色血凝块，总量约2300ml，伴头晕、眼花、心悸、四肢发凉及腹鸣症状，并出现晕厥、意识障碍，无大、小便失禁。急诊至天水市医院，给予抑酸、止血、输血等对症治疗24小时后病情稍有好转，意识恢复，转院至甘肃省人民医院继续治疗，行剖腹探查，术中见小肠相互粘连，其间有脓苔，横结肠中段有一10cm×10cm大小肿块，中央有一约2cm×2cm大小穿孔区。遂行横结肠部分切除术，远端结肠闭合、近端切口造瘘术及腹腔引流术。术后病理回报：慢性溃疡，伴穿孔，肠系膜淋巴结反应性增生4/4。术后恢复可，给予抗感染、补液、营养支持等治疗20余天后出院。2008年8月中旬出现腹部胀痛，再次就诊于甘肃省人民医院，给予“奥美拉唑”及静脉输液治疗15天后症状缓解出院。2009年1月25日无明显诱因出现造瘘袋内出血，色鲜红，含暗红色血凝块，量约500ml，伴头晕、眼花、乏困无力、小腹下坠感，无发热、寒战，无腹痛、腹胀、腹泻症状，至当地诊所就诊，给予“立止血”治疗5天，上述症状缓解。此后间断出现便血，每次约200ml左右，均予对症处理。2009年3月20日上述症状再次出现，量约600ml，暗红色，伴头晕、眼花，无呕血，急诊以“肠瘘”收住我院消化外科。给予止血、补液等对症处理病情稳定后，行结肠镜检查，术中再次出血，量约500ml，鲜红色，遂急诊行剖腹探查，术中见：腹腔无腹水，小肠与切口下腹壁粘连，并可见两处破口，距屈氏韧带约110cm、240cm。结肠造瘘为横结肠造瘘，远端闭合良好。盲肠肠腔内可见大量血凝块。肝、脾、胃未见异常，小肠内无积血。考虑为：盲肠出血。遂决定行右半结肠切除、回肠造瘘、肠瘘切除术。术后标本见回盲部多发溃疡，黏膜凹凸不平。术后1周再次行结肠镜检查示：剩余全结肠内可见大量新鲜血液，黏膜水肿及散在点片状出血点，距肛门60～55cm，40～36cm处可见节段性狭窄，黏膜凹凸不平，可见巨大凹陷。术后为进一步治疗转至我消化内科继续治疗。自发病以来，间断寒战、发热，精神较差，饮食差、睡眠可，小便正常，大便稀水样，褐色，间断血便，近7月余体重明显下降8千克。

既往史、个人史及家族史无特殊。

入院查体：生命体征平稳，神志清楚，营养中等，全身皮肤黏膜未见黄染及出血点，浅表淋巴结无肿大。心肺查体未见明显异常。腹平坦，无胃肠型及蠕动波，无腹壁静脉曲张。右上腹可见一长约12cm手术瘢痕，敷料干燥，无渗出。其下有一大小约0.5cm×0.5cm造瘘口，有肠内容物排出。听诊肠鸣音正常。下腹部轻压痛，无反跳痛及肌紧张，Murphy征阴性，肝脾肋下未及。移动性浊音阴性。

辅助检查：血常规：中性粒细胞百分率0.815、血红蛋白110g/L；肝功能：总蛋白47.7g/L、白蛋白29.7g/L；离子：钠121.0mmol/L、氯92.1mmol/L、总钙1.9mmol/L、r－谷氨酰基转移酶94U/L；血凝：凝血酶原活动度104.7%。

病例分析

1. 首先考虑哪些诊断？

印象☞ 炎症性肠病（克罗恩病？溃疡性结肠炎？）肠结核？肠淋巴瘤？结肠癌？

（1）克罗恩病

支持依据：病程迁延，反复发作，有发热、腹痛，病变范围广泛，覆盖小肠、回盲部及结肠近端，多次出现肠瘘，肠镜可见多发结肠狭窄，术后标本见回盲部多发溃疡，黏膜凹凸不平。

不支持依据：症状以反复发作的血便为主。

（2）溃疡性结肠炎

支持依据：病程迁延，症状以反复发作的血便为主，伴有发热、腹痛，病变范围广泛，累及小肠及结肠。

不支持依据：未见典型黏液脓血便，无里急后重，病变部位不在溃疡性结肠炎最常见的直肠和乙状结肠，且肠瘘及肠腔狭窄在溃疡性结肠炎中少见。

（3）肠结核

支持依据：病程中有腹痛，有午后发热和发汗，可自行缓解，手术切除标本可见病变侵及回盲部，多发肠瘘。

不支持依据：既往无结核病史，病变广泛，腹痛部位及肠瘘部位均不在肠结核好发的右下腹，且有反复发作的大量血便，肠镜检查未提示结核。

（4）肠淋巴瘤

支持依据：患者有腹痛、大量血便，剖腹探查见病变累及小肠。

不支持依据：肠淋巴瘤结肠很少受累，且病理检查不支持。

(5) 结肠癌

支持依据：患者处于结肠癌好发年龄段，以血便、腹痛为主要症状，体重下降明显。

不支持依据：病程长，症状未见明显进行性加重迹象，无梗阻表现，腹部未扪及包块，术中及肠镜结果、术后病理结果均不支持结肠癌诊断。

思想☞ 什么是肠淋巴瘤？

大多数肠道淋巴瘤是全身性淋巴瘤的一种局部表现，主要表现为腹痛、肠梗阻、体重下降、吸收不良、出血等，诊断主要依靠病理检查，免疫组化尤为重要，治疗以手术切除为主，辅以放疗、化疗。

2. 还需要做哪些检查？

(1) 大便常规、培养、涂片明确有无大便隐血或肠道感染。

(2) 复查血沉、CRP了解目前病情活动情况。

(3) 肿瘤标志物：CEA、CA199、AFP等。

(4) PPD、T - spot、胸部CT明确有无结核可能，全消化道造影明确病变范围。

3. 目前是否需要手术治疗？

印象☞ 暂不考虑手术。

思考☞ 患者目前生命体征平稳，无明显梗阻、穿孔、难以控制的大出血等需急诊手术处理的指征，加之目前诊断尚不明确、病史较长，营养状况不良，剖腹探查见病变范围较弥漫，非局部切除可以根治，且再次手术切除必然会进一步影响其肠道功能，加重营养不良状况，故首先考虑明确诊断，暂予内科对症治疗为主。

病例预后

检查结果： 血沉：30mm/hr；CRP60.70mg/L；大便隐血阳性；大便革兰染色：肠道细菌总数显著减少，菌群分布Ⅱ度失调；全消化道泛影葡胺造影见部分小肠及结肠黏膜皱襞粗乱，余无特殊；大便培养、肿瘤标志物、PPD 试验、胸部 CT 未见明显异常。术后病理结果：肠溃疡伴肠组织重度慢性炎，结合临床支持炎症性肠病（造瘘后）继发改变，免疫组化（CD3、CD20、CD68、CD138 部分细胞阳性，Ki－67 标记指数为 30%），TB 细胞均无明显表达优势；结肠镜活检病理：大片炎性退变坏死，渗出及肉芽组织，未见到黏膜成分。

结合患者病史、查体及辅助检查结果考虑： 病史迁延，结肠癌可能性不大，临床上肠瘘以克罗恩病较多，肠结核较少，肠淋巴瘤少见，且病理检查支持炎症性肠病，相关结核检查亦无阳性发现，故克罗恩病可能性较大，可使用抗炎症性肠病治疗观察疗效。

治疗过程及结果： 给予美沙拉嗪（4g/日）抗炎症性肠病治疗，同时给予营养支持、抑酸、补充白蛋白、复合乳酸菌调节肠道菌群失调及激素保留灌肠治疗。治疗 2 周后患者未再解黑便，查体腹部无明显阳性体征，复查 CRP18.1mg/L、ESR 18mm/hr 较前明显好转出院。院外患者继续口服美沙拉嗪维持治疗，1 个月、3 个月、6 个月、12 个月复查结肠镜均提示无明显异常。随访 1 年无复发。

经验教训： 病程中有腹痛，有午后发热和发汗，手术切除标本可见病变侵及回盲部，多发肠瘘，需特别注意与肠结核相鉴别，因克罗恩病与肠结核治疗完全不同，且如不能排除结核前贸然行激素等免疫抑制治疗可能导致结核播散加重病情。故在病情稳定、暂无生命危险情况下积极完善病理检查明确诊断为第一要务。

二、病例讨论

1. 克罗恩病的概念是什么？

克罗恩病（crohn's disease，CD）于1932年由Crohn、Ginzterg和Oppenheime最早描述，曾被称为“局限性肠炎”“节段性肠炎”“慢性肠壁全层炎”等。1973年，世界卫生组织医学科学国际组织委员会将该病定名为克罗恩病。它是一种消化道的慢性、反复发作和非特异性的透壁性炎症，病变呈节段性分布，可累及消化道的任何部位，其中以末端回肠最为常见，结肠和肛周病变也较多。

2. 克罗恩病的发病率如何？

CD最常发生于青年期，根据我国统计资料，发病高峰年龄为18～35岁，男性略多于女性（男女比约为1.5∶1）。该病在欧美发病率较高，发病率较高的地区有新西兰、澳大利亚（16/100 000），加拿大（14/100 000）、美国（9/100 000）等，亚洲和南美发病率较低（<1/100 000），但近年来有上升趋势；南欧、南非发病率为（1～3）/100 000。

3. 克罗恩病的发病原因是什么？

目前尚未完全明确，现一致认为是遗传、感染、环境及免疫等多因素相互作用的结果。

（1）感染因素：有报道显示，部分克罗恩病患者肠黏膜中可检测出麻疹病毒和副结核分枝杆菌，但目前尚未发现直接特异性的病原体。现人们更关注肠腔内环境的变化，特别是菌群的改变。菌群紊乱可能通过抗原刺激、肠上皮细胞受损、黏膜屏障通透性增加，从而影响肠黏膜的免疫系统而产生肠道持续性炎症。在其动物模型中，只有在肠道带菌状态下才可出现肠道炎症，应用抗生素后，肠道炎症发生减少。提示肠道菌群带有可引起和启动克罗恩病异常免疫反应的抗原。

（2）遗传因素：克罗恩病有明显家族聚集性及种族差异，为一种多基因遗传性疾病，患者一级亲属中发病率达普通人群的 30 ~ 100 倍。有报道称，单卵双生子和双卵双生子中一方患病，另一方发病率分别达到 30% 和 7%，提示克罗恩病发病有一定的遗传倾向，但并非所有的单卵双生子的另一方均发病，表明非遗传因素也发挥着重要作用。同时调查发现，克罗恩病在不同种族中发病率有所差异，其中白种人发病率较黑种人和黄种人高，犹太人较其他非犹太人高 3 ~ 6 倍。

（3）环境因素：克罗恩病在发达国家发病率高于发展中国家，脑力劳动者高于体力劳动者，流行病学亦提示亚洲人群移民至高发病率地区后其发病率增高，特别表现在移民后的下一代人群中，提示环境因素在发病中也起着一定的作用。有理论认为，随着环境改善，人们与致病菌接触的机会减少，使婴儿期肠道黏膜缺少足够微生物刺激，进而使肠上皮面积减少，减弱了黏膜的屏障防御作用，同时黏膜中 IgA 不足，对病原菌不能产生有效的免疫应答。

（4）免疫因素：在克罗恩病患者肠黏膜中可见大量免疫细胞浸润，胃肠道处于免疫反应的持续状态。其T细胞效应功能明显增强，有TH1型反应特征，导致非干酪性肉芽肿的形成。同时肠黏膜分泌的调节黏膜微环境的细胞因子失衡，加之肠道毒性代谢产物等因素的影响，导致扩大的肠道炎症反应和免疫反应。

4. 克罗恩病的临床表现有哪些？

克罗恩病起病缓慢，少数急骤，早期常无症状，或症状轻微，易被忽略。其症状包括恶心、呕吐、发热、腹痛、腹泻、排便困难等，严重时可有消化道梗阻、穿孔、肠瘘、腹腔脓肿、出血，甚至癌变；进行性消瘦及营养不良的发生率高，儿童和青少年患者可出现发育迟缓，眼部、皮肤、口腔、关节、肝脏、胆道、肺部等肠胃表现也很多见。症状易反复发作，常见的诱因包括精神刺激、过度疲劳、饮食失调、继发感染等。

（1）胃肠道症状

❖腹泻：大便性状改变及排便次数增加是该病常见的症状之一，约85%的患者可出现腹泻，一般无黏液脓血便，一般每日大便2～6次，为糊状便或水样便。

❖腹痛：腹痛是克罗恩病最常见的症状，多为右下腹隐痛，呈阵发性加重或反复发作，进食后可加重，考虑与末端回肠病变有关，易被误诊为阑尾炎。还可表现为脐周痛或全腹痛。少数患者可因发生肠梗阻或肠穿孔而有急腹症表现。

❖里急后重：部分患者因炎症累及直肠导致。

❖腹部包块：以右下腹和脐周多见，肠粘连、肠壁及肠系膜增厚、肠系膜淋巴结肿大、内瘘形成、腹内脓肿等均可导致腹部包块。

❖肛门症状：可有肛门内隐痛、肛旁脓肿、肛瘘管形成等表现。

（2）全身症状：患者常因肠道吸收障碍和消耗过多进而导致贫血、营养不良等表现，幼年患者可表现为生长受阻。约1/3的患者可出现发热，系肠道炎症活动及肠道毒素吸收的表现。

5. 克罗恩病常见的体征有哪些？

克罗恩病患者常见的体征包括：①腹部包块；②胃肠道梗阻体征；③肠道穿孔体征；④肛门周围炎症体征。

6. 克罗恩病相关的常用检查手段有哪些？

（1）血液学检查：在克罗恩病的诊断与治疗中不能忽视，血常规、血生化检查除了可以反映是否存在感染、贫血、营养不良等并发症外，还可以反映治疗药物对机体的影响。贫血常见，血清白蛋白常有降低，大便隐血试验常为阳性，C反应蛋白（CRP）和血沉（ESR）常增高，是反映病情活动的重要指标；血清抗酿酒酵母抗体（ASCA）也是CD较为特异性的指标。有些指标虽对CD的诊断没有直接帮助，但有助于与其他疾病相鉴别，比如ANCA（有助于和溃疡性结肠炎相鉴别）、HLA－B5（有助于和白塞病相鉴别）和T－spot（有助于和肠结核相鉴别）等。

（2）全消化道钡餐检查：有助于明确肠道病变性质、部位及范围。典型的CD钡餐影像为黏膜皱襞粗乱、纵行的溃疡或裂沟、鹅卵石征、多发性狭窄、假息肉、瘘管形成等征象，病变呈节段性分布，可见跳跃征、线样征。

（3）腹部超声检查：对发现瘘管、脓肿和炎性包块具有一定价值，但对 CD 诊断准确性较低，超声造影及彩色多普勒可增加准确性。由于超声检查方便、无创，对 CD 诊断的初筛及治疗后活动性的随访有相当价值，值得进一步研究。

（4）CT 或磁共振肠道显像（CT/MR enterography，CTE/MRE）：CTE 或 MRE 是迄今评估小肠炎性病变的标准影像检查，有条件的医院应将此检查为 CD 诊断的常规检查。该检查有助于帮助诊断，排除其他疾病，并明确病变程度、范围、是否有淋巴结肿大和腹腔脓肿等并发症。典型的改变是肠壁增厚、肠腔狭窄、肠系膜增厚和淋巴结肿大等，呈“靶征”“双晕征”和“木梳征”。

（5）内镜检查：内镜检查是明确诊断、监测治疗效果和了解复发最重要的检查手段，其典型表现是节段性、非对称性分布的黏膜炎症，纵行或阿弗他溃疡，鹅卵石样增生，肠道狭窄僵硬等改变，周围黏膜正常。如果是手术后病情复发，常表现为肠吻合口溃疡。近年来胶囊内镜开始广泛应用于临床，有助于发现早期小肠损伤，超声内镜可用于确定病变深度，并可发现腹腔内肿块和脓肿，推进式小肠镜不仅可以直视下诊断与活检，而且还可对狭窄肠道进行球囊扩张，对克罗恩病的诊断、分型及治疗起着重要的作用。

（6）黏膜病理活检：需多段（包括病变部位和非病变部位）、多点聚材，克罗恩病的典型改变主要有纵行的裂隙状溃疡、阿弗他溃疡、非干酪性肉芽肿、固有膜炎性细胞浸润、黏膜下层增宽、淋巴细胞聚集、淋巴管扩张，其隐窝结构一般正常，不伴有杯状细胞减少。手术切除肠段可见穿透性炎症，肠壁有水肿、纤维化及肠系膜包绕，局部淋巴结可见肉芽肿形成。

7. 克罗恩病的诊断标准是什么？

对于临床表现典型、疑诊为克罗恩病的患者，如结肠镜、小肠镜或影像学检查中至少一项支持，可拟诊为克罗恩病；如再加上活检提示 CD 的特征（如裂隙状溃疡、非干酪性肉芽肿等）且能排除肠结核，可作出临床诊断；如有手术切除标本，可根据标准作出病理确诊。对于初发病例，如临床表现及肠道改变均不典型，则应密切随访。具体见表 4。

表 4　世界卫生组织推荐的克罗恩病诊断要点

项目	临床	X 线	内镜	活检	切除标本
①非连续性或节段性改变		+	+		+
②鹅卵石样表现或纵行溃疡		+	+		+
③全壁性炎性反应改变	+（腹块）	+（狭窄）	+（狭窄）		+
④非干酪性肉芽肿				+	+
⑤肛裂、瘘管	+	+			+
⑥肛门部病变	+			+	+

注：具有①、②、③者为疑诊；再加上④、⑤、⑥三者之一可确诊；具备第④项者，只要加上①、②、③三者之二亦可确诊

8. 克罗恩病的临床类型、病变范围、严重程度如何划分？

克罗恩病按临床类型可分为狭窄型、穿透型和炎症型，各型病变可同时存在并在一定条件下相互转化。按病变范围分小肠型、结肠型和回结肠型，也可累及消化道的其他部位。按临床病情程度可划分为轻、中、重度，轻度一般无明显全身或腹部局部症状，重度指腹部局部

症状和全身症状明显，以及有各种并发症表现者，介于轻重度之间的为中度。判断疾病是否活动可通过计算疾病活动指数（CDAI）实现，见表5：

表5 简化疾病活动指数计算法

一般情况	0 良好 1 稍差 2 差 3 不良 4 极差
腹痛	0 无 1 轻 2 中 3 重
腹泻	稀便每日1次记1分
腹部肿块	0 无 1 可疑 2 确定 3 伴触痛
并发症	每种症状记1分

①并发症：关节痛、虹膜炎、坏疽性脓皮病、阿弗他溃疡、裂沟、瘘管及脓肿

②总分小于4分为缓解期，5～8分为中度活动期，9分以上为重度活动期

9. 克罗恩病的并发症有哪些？

超过40%的病例可出现程度不等、反复发生的肠梗阻，其次为腹腔内脓肿。有10%～40%的患者出现急性肠穿孔，部分患者可出现肛门区和直肠病变、脓肿、瘘管、出血、癌变等，肠外并发症主要有胆石症，常由胆盐在肠内吸收障碍引起，也有克罗恩病并发尿路结石的报道，考虑可能与脂肪吸收不良导致肠内草酸盐吸收过多有关。脂肪肝也较常见，与患者营养不良及毒素作用等因素相关。

10. 克罗恩病的肠外表现有哪些？

包括关节痛（炎）、结节性红斑、口疱疹性溃疡、坏疽性脓皮病、炎症性眼病、脂肪肝、硬化性胆管炎和胆管周围炎、慢性活动性肝炎、胆石病、肾结石、强直性脊柱炎、血栓性静脉炎、骨质疏松、杵状指和淀粉样变性等。

11. 克罗恩病的鉴别诊断有哪些？

（1）肠结核：常有结核病史，病变主要累及肠道回盲部以及邻近的结肠，不呈节段性分布，溃疡多横行、不规则且位置表浅，干酪样肉芽肿及 T－spot 阳性为其特征。

（2）白塞病：其胃肠道病变类似于克罗恩病，但其诊断标准还包括反复发作生殖器溃疡、口腔溃疡、多形性皮疹、眼部病变、皮肤针刺试验阳性等。

（3）溃疡性结肠炎：与克罗恩病相比，其临床表现、内镜及组织学特征均明显不同，具体鉴别如表6。

表6　溃疡性结肠炎和克罗恩病的鉴别

	溃疡性结肠炎	克罗恩病
症状	脓便多见	有血便但脓血便少见
病变分布	病变连续	呈节段性
直肠受累	绝大多数受累	少见
肠腔狭窄	少见、中心性	多见，偏心性
内镜表现	溃疡浅，黏膜弥漫性充血水肿、颗粒状，脏性增加	纵行溃疡、卵石样外观，病变间黏膜外观正常（非弥漫性）
活检特征	固有膜全层弥漫性炎症、隐窝脓肿、隐窝结构明显异常、杯状细胞减少	裂隙状溃疡、非干酪性肉芽肿、黏膜下层淋巴细胞聚集

其他需要鉴别的疾病包括缺血性肠炎、药物性肠病、放射性结肠炎、Meckel 憩室、淋巴瘤、嗜酸性细胞肠炎等。

12. 克罗恩病的治疗原则及保守治疗措施有哪些?

克罗恩病的治疗原则主要包括尽早控制疾病症状，促进缓解、维持治疗、防止复发、防治并发症及掌握手术治疗时机。其保守治疗措施主要有以下几点：

(1) 一般治疗：克罗恩病患者常伴有营养不良，饮食需注意补充足够的糖、蛋白，适当补充叶酸、维生素及微量元素等。重症患者及有各种肠道局部并发症患者可行肠外营养。

(2) 药物治疗：目前，克罗恩病的治疗以药物控制为主，包括糖皮质激素、氨基水杨酸制剂、免疫抑制剂、抗生素、甲氨蝶呤及生物制剂等。活动期克罗恩病在进行药物治疗前，应充分评估疾病活动的严重性、部位、病程、既往药物治疗的疗效和不良反应、有无肠外表现及并发症等。

①活动期治疗

❖氨基水杨酸制剂：对于病变局限于结肠的轻、中度活动型克罗恩病应用柳氮磺胺吡啶（SASP）有一定的疗效。5-氨基水杨酸（5-ASA）控释剂对于结肠及末端回肠病变有疗效。而对于小肠型克罗恩病则需应用激素联合5-ASA控释药物治疗。

❖糖皮质激素：可快速治疗和诱导克罗恩病缓解。但因克罗恩病早期复发及激素依赖或抵抗型比例较高，故治疗中常联合免疫抑制剂控制病情。

❖免疫抑制剂：免疫抑制剂在治疗克罗恩病中的应用价值越来越得到认可，适用于激素治疗效果不佳或者有激素依赖的慢性活动性病例。

❖抗生素：肠道细菌过度生长会导致疾病恶化，应用抗生素如甲硝唑、环丙沙星、克拉霉素等能对抗致病菌对肠道黏膜的破坏作用。

❖肠道益生菌：对 SASP 和 5 - ASA 过敏和不能耐受者应用肠道益生菌对维持克罗恩病的缓解有积极意义。

❖近年来生物治疗越来越引起人们的重视。英夫利昔单抗适用于经传统治疗无效或不能耐受者，以及合并肛瘘、皮瘘、直肠引导瘘等经传统治疗无效者，单次应用有效率可达 58%。有证据表明，英夫利西单抗治疗的优势已超越了单纯临床诱导缓解率的范畴。早期应用生物治疗，不仅有助于提高临床疗效，更重要的是能改变疾病的自然病程。

②缓解期治疗：一般患者病情缓解后可应用 5 - 氨基水杨酸制剂维持治疗，对于病情严重或反复发作的患者应用激素诱导缓解后需加用 6 - 巯基嘌呤或硫唑嘌呤维持缓解，不能耐受者改为小剂量甲氨蝶呤。对于应用英夫利昔单抗治疗诱导缓解者可继续使用维持缓解，与其他免疫抑制剂合用疗效更佳。

13. 克罗恩病患者的手术适应证及手术方式有哪些？

克罗恩病术后复发率很高，一般认为可达 70% 以上，因此认为只有在不得已的情况下方采取手术治疗。手术适应证包括：肠狭窄和肠梗阻、腹腔感染较重、内科治疗无效、消化道出血不止、儿童患者生长发育停滞、暴发性结肠炎、中毒性巨结肠或肠穿孔等。

常见的手术方式有：

(1) 短路手术：仅限于十二指肠段肠梗阻，可行胃或十二指肠空肠吻合术；回盲部病变可行回肠横结肠吻合；特点为创伤较小，手术简单，能暂时缓解症状。

（2）短路旷置术：在病变肠管近端将肠切断，切口远端内翻缝合，再将切口近端与病变远侧的肠管吻合。其特点为手术简单，安全性高，主要适用于病情严重、粘连较重或有腹腔感染而不宜行肠切除的患者，可待患者病情稳定后再行二期手术。

（3）病变肠管一期切除吻合术：在条件允许时常作为首选术式。一般切除长度限定为距病变 5～10cm，太近易有病变遗留引起复发，太远易致短肠综合征。

（4）狭窄肠段成形术：其优势在于能够充分保留肠管长度，主要适用于有多处梗阻切除后易致短肠综合征的患者。统计资料显示术后再手术率为 30%～53%，复发多发生于手术部位以外的新部位，只有 3.7% 的患者在成形处复发。

（5）回肠造口术：适用于回肠结肠吻合口瘘或为预防吻合口瘘而采取的暂时性措施，亦应用于患者体质差、病变肠段切除困难，或仅为解除远端梗阻的情况，可待患者一般状况改善后再行二期病变切除术。

14. 术后维持治疗应注意什么？

克罗恩病患者手术切除病变肠段后维持治疗非常重要。一般可给予 5－氨基水杨酸制剂 4g/d，3 个月后复查血沉、CRP 及肠镜，若临床表现或各项化验、检查结果提示疾病缓解，可予 2～3g/d 维持治疗，克罗恩病术后易复发，多发于吻合口处，1 年后复发率为 18%～25%，对有高危复发风险的患者可应用硫唑嘌呤或 6－巯基嘌呤。用药推荐于术后 2 周开始，至少持续 2 年。

15. 克罗恩病患者的预后如何？

克罗恩病容易复发，即使行手术切除联合术后药物维持，多数情况下仍无法避免复发。有统计资料表明，手术后如不进行维持治疗，其3年的复发率高达80%～100%。因此，患者需长期坚持治疗及随诊。如能早期发现并治疗复发，其效果要比后期治疗好得多。

直肠脱垂

直肠脱垂（Rectal prolapse）是指直肠黏膜或全层，甚至乙状结肠向下移位而脱出肛外的一种疾病。如只是下垂套叠而未脱出肛外，称内脱垂；脱出肛外显而易见称为外脱垂。对于内脱垂，常分为轻、中、重度。对于外脱垂的分类如下：Ⅰ型，不完全型直肠脱垂，即直肠黏膜脱垂。Ⅱ型，完全型直肠脱垂，即直肠全层脱出。Ⅱ型根据脱垂程度临床上又分为Ⅲ度。

本章回顾了一例完全性直肠脱垂的诊治经验、处理经过和随访结果，另外详细介绍了该病的病因、发病机制、分类、诊断及鉴别诊断、治疗原则、手术注意事项等方面的相关知识。

一、病例分析

病例介绍

赵某，男，43岁，农民，主因“排便后肛门包块脱出20年余，不能还纳伴腹痛2天”之主诉于2009年8月20日急诊就诊。

现病史：患者20年前无明显诱因出现排便后肛门肿物脱出，质软，卵圆形，长径约5cm，便后可自行还纳，不伴有便血，无腹痛、肛门疼痛等症状，以后症状反复发作，脱出包块逐渐增大，可自行或用手还纳，5年前于当地医院曾行“直肠黏膜环切术加黏膜下注射术”，术后2年内症状无发作，以后症状仍反复发作，2天前排便后包块脱出，不能还纳，伴有下腹部坠痛不适，脱出包块逐渐肿大，腹痛加重，且向右下肢放射，遂来我院急诊就诊。患者自发病以来未进食水，睡眠差，未排大便，小便次数多、量少、色黄。

既往史：患者既往“慢性支气管炎”近30年，无传染病史，无高血压、心脏病、糖尿病史，2004年因直肠脱垂于当地某医院行“直肠黏膜环切术加黏膜下注射术”，无输血史，无药物及食物过敏史，吸烟35年，平均每天20支。

入院查体：体温37.5℃，脉搏80次/分，呼吸25次/分，血压140/85mmHg。发育较差，营养不良，患者呈急性痛苦病容，左侧蜷缩卧位，查体合作欠佳，心脏查体未见明显阳性体征。双肺呼吸音粗糙，偶可闻及湿性啰音，腹部平坦，未见肠型及蠕动波，未见腹壁静脉曲张，肝脾肋下未触及，无腹肌紧张，左下腹部深压痛阳性，反跳痛可疑，腹部移动性浊音阴性，听诊肠鸣音正常。肛诊：胸膝位，可见肛门口脱出一包块，肛周皮肤红肿，可见少量分泌物，脱出包块肿胀明显，大小约 15cm × 10cm，肠腔孔在脱出顶部中心，脱出肠管表面黏膜同心圆状，呈暗紫色，沿脱出肠管触诊，在肠壁与肛管之间有一环状沟。

辅助检查：血常规检查示：白细胞 $9.1 \times 10^9/L$，中性粒细胞 85%，血红蛋白 95g/L，血小板 $250 \times 10^9/L$，其余指标未见明显异常。尿常规示尿比重增大，肝肾功、电解质未见明显异常。

病例分析

1. 首先考虑哪些诊断？

印象 ☞ 完全性直肠脱垂伴急性嵌顿。

支持依据：①既往有长期慢性直肠脱垂病史；②本次患者以排“便后肛门包块脱出不能还纳伴腹痛 2 天”入院；③查体：左下腹部深压痛阳性，反跳痛可疑，肛诊：胸膝位，可见肛门口脱出一包块，肛周皮肤红肿，可见少量分泌物，脱出包块肿胀明显，大小约 15cm × 10cm，肠腔孔在脱出顶部中心，脱出肠管表面黏膜同心圆状，呈暗紫色，沿脱出肠管触诊，在肠壁与肛管之间有一环状沟。

思考 ☞ 患者完全性直肠脱垂伴急性嵌顿诊断明确，有以下几点需要考虑：①患者有无急诊手术指征？

患者本次排便后包块脱出不能还纳，逐渐肿胀增大，肿胀使得脱出肠管更难以还纳，又加重肠管静脉回流障碍，呈恶性循环。如不解除嵌顿，最终可使肠管血液循环障碍，出现肠管瘀血性坏死或缺血性坏死，导致严重后果，因此需急诊行直肠脱垂手法复位术。②患者长期慢性直肠脱垂的病因都应考虑哪些？首先，患者慢性支气管炎、慢性咳嗽病史可能是较重要的诱因。另外，患者营养状态差，可能存在盆底、腹内脏器筋膜松弛，内脏下垂，盆底承托功能下降也是重要的原因。③直肠脱垂时为何会有腹痛症状？该患者查体出现左下腹部深压痛阳性，反跳痛可疑，首先考虑：直肠全层套叠牵拉乙状结肠和腹膜引起牵涉性腹痛。④该患者为何会有低热？该患者为直肠脱垂后急性嵌顿，血常规示中性粒细胞比率增高，白细胞总数也有增高趋势，提示脱出肠管受压迫缺血后产生某些致炎因子入血引起炎症反应。

2. 还需要做哪些检验检查？

结合病史及入院查体，该患者直肠脱垂诊断明确，无需进一步检查即可行手法复位术，缩短肠管瘀血、缺血时间。该患者反复慢性直肠脱垂有手术指征，可完善凝血全套、术前感染筛查、血型检验等术前检验及心电图、胸片、腹部 B 超等术前检查。另外，该患者需检查肺功能及动脉血气分析。

该患者直肠脱垂急性嵌顿诊断明确。在急诊室局麻下行“直肠脱垂手法复位”，因肠管肿胀严重，局麻下肛门括约肌松弛不完全，手法复位失败。拟入手术室行直肠脱垂嵌顿复位术，嘱患者禁食水，给予抗感染、补液对症处理，监测生命体征变化。

3. 是否需要急诊手术？

印象☞ 该患者直肠脱垂伴急性嵌顿诊断明确，局麻下手法复位失败，有急诊麻醉下行手法复位手术指征。

思考☞ 该患者如不立即解除肠管嵌顿，有嵌顿肠管坏死的可能，如此段嵌顿肠管坏死，后果严重，严重者甚至需终生肠造瘘或危及生命。可先于急诊手术室麻醉下复位嵌顿肠管，待患者一般情况好转后，仔细检查肛门括约肌张力，综合评估既往手术，设计最有利于患者的手术方法。

病例预后

该患者于急诊手术室全麻下行直肠脱垂嵌顿手法复位术，复位成功，用塔形纱布加压包扎肛门部。术后给予抗感染、补液治疗，嘱患者卧床，禁食不禁水，患者于术后4天出院，因出院后多次复发，1个月后来院拟行手术治疗。专科查体：肛门指诊括约肌松弛，嘱患者收缩肛门，括约肌收缩差。该患者直肠脱垂病史长，已行常规经肛门手术，术后反复复发。查体肛门括约肌收缩差，综合考虑为减少术后复发，认为患者需行经腹直肠部分切除，直肠高位悬吊联合肛门环缩术。积极完善术前检查未见明显手术禁忌证，遂行腹腔镜辅助，部分乙状结肠、直肠切除，直肠高位悬吊联合肛门环缩术，术中见该患者乙状结肠冗长，部分乙状结肠及上段直肠系膜肥厚增生，质韧，予以切除，行吻合器结直肠端端吻合术，吻合口远端直肠悬吊于骶前筋膜上，会阴部联合可吸收线环缩肛门。术后卧床 1 周，抗感染、补液营养支持，3 天后进无渣全流食，7 天后进半流食，术后 9 天治愈出院，嘱患者出院后调理大便，保持大便通畅；行缩肛锻炼，加强营养，增强自身体质。随访 2 年该患者预后良好，无复发。

经验教训：

（1）该患者的处理是合理和有效的，术后随访结果表明该患者行部分乙状结肠、直肠切除，直肠高位悬吊联合肛门环缩术效果确切，术后无复发。

（2）对于急性完全性直肠脱垂伴嵌顿梗阻时，急诊麻醉下手法复位早期松解对于缓解患者痛苦和改进整个病程的预后有重要意义，可以避免严重的梗阻肠管缺血、坏死。

二、病例讨论

1. 直肠脱垂的概念是什么?

直肠脱垂是指直肠黏膜或全层，甚至乙状结肠向下移位而脱出肛外的一种疾病。如只是下垂套叠而未脱出肛外，称内脱垂；脱出肛外显而易见称为外脱垂。

2. 直肠脱垂如何分类?

国内外分类方法较多，迄今尚无统一标准。对于内脱垂，常分为轻、中、重度，轻度 3～15mm，中度 16～30mm，重度 >31mm 或多处套叠或厚度 >5mm。

我国于 2002 年制订的外脱垂诊断分标准如下：Ⅰ型，不完全型直肠脱垂，即直肠黏膜脱垂。表现为直肠黏膜脱出肛外，脱出物呈半球形，表面有放射状沟。Ⅱ型，完全型直肠脱垂，即直肠全层脱出。脱出的直肠呈圆锥形，脱出部分以直肠腔为中心呈同心圆状排列的黏膜环形沟。Ⅱ型根据脱垂程度临床上分为Ⅲ度。Ⅰ度，直肠壶腹内肠套叠，即隐性直肠脱垂。Ⅱ度，直肠全层脱出于肛门外，肛管位置正常，肛门括约肌功能正常，不伴有肛门失禁。Ⅲ度，直肠和部分乙状结肠或肛管脱出于肛外，伴有肛门不完全性或完全性失禁。

3. 直肠脱垂的病因是什么?

（1）腹压增加：如习惯性便秘、长期慢性腹泻、前列腺肥大使排尿困难、慢性长期剧烈咳嗽、多次分娩等使腹腔内压力增高，推动肠管下移脱出。

（2）盆底组织薄弱：幼儿发育不全、年老衰竭、久病后营养不良及女性多产和分娩时会阴撕裂均可使肛提肌和盆底筋膜薄弱无力，不能支持直肠于正常位置，直肠周围组织对其固定作用减弱引起脱出；另外，神经麻痹引起括约肌失禁也是盆底软弱的重要原因。这是产生直肠脱垂的基础。

（3）解剖因素：婴幼儿的骶尾弯曲度较正常浅，直肠与肛管呈笔直状态，当腹内压增高时直肠失去骶骨的支持，易于脱垂；某些成年人直肠前陷凹处腹膜较正常低，当腹内压较大时肠袢直接压于直肠前壁而将其向下推，易致直肠脱垂。

（4）其他因素：如内痔、直肠息肉、消耗性疾病、直肠癌以及精神因素等也可导致直肠脱垂。

4. 直肠脱垂的发病机制是什么?

直肠脱垂的发病机制目前尚不清楚，主要有以下两种假说。

（1）滑动疝学说：认为直肠脱垂是直肠膀胱陷凹或直肠子宫陷凹腹膜的滑动疝，此陷凹又称腹膜陷凹或腹隐窝。正常时直肠乙状结肠交界和直肠下段通过盆膈处被牢牢固定，直肠则有相当的活动度。病理因素下，腹压推动小肠下垂对直肠前壁产生压力，由于后部骶尾部的阻力，前壁沿直肠后壁向下压入直肠壶腹，最终直肠上段后壁及侧壁继续疝入形成肠脱垂。

（2）肠套叠学说：认为直肠脱垂实际上是乙状结肠套叠，始因乙状结肠、直肠交界处固定组织薄弱或受到损伤。当腹压增大时，乙状结肠可套入直肠，并将交界处固定点向下牵拉，直肠也被向下牵拉，最终使侧韧带损伤，使直肠脱出肛外。

5. 直肠脱垂的病理变化是什么?

（1）直肠黏膜脱垂：显性直肠黏膜脱垂是指直肠黏膜下移，黏膜与肌层分离翻出于肛门外，有单侧、双侧、环形脱垂之分，如病变继续发展，脱出的部分逐渐增长，大便颜色深红色、充血、水肿，甚至可发生散在小溃疡。由于脱垂的部分长期外露，括约肌受到刺激而产生痉挛，导致静脉回流障碍。

（2）直肠全层脱垂或直肠与乙状结肠脱垂：是直肠与周围的支持组织松弛、分离、失去固涩而滑脱下移，直肠黏膜脱垂可视为直肠全层脱垂发展过程中的早期改变，直肠周围的上提肌群及韧带被牵拉松弛下陷、无力而脱出肛门，内收肌群收缩无力而失去控制脱出。

6. 直肠脱垂的临床表现是什么?

内脱垂的主要症状是排便困难，有排便不尽感，肛门堵塞感，用力越大阻塞感越重。常需用手指插入肛门协助排便，排便时可有下腹部与骶部隐痛不适。多数患者有长期便秘史，排便需半小时甚至数小时。晚期阴部神经受损，可有部分失禁。

直肠外脱垂的典型临床表现是脱出，初起便时脱出，便后可自行回纳，继则脱出物逐渐增长、变粗，便时脱出，便后不能还纳，需卧床或用手助其复位，最后导致不仅便时脱出，其行走、咳嗽都能使直肠下移外翻脱出，难于复位。分泌物增加，早期直肠脱出的黏膜有少量黏液分泌，由于反复脱垂、复位困难，脱垂部位露出的时间较长，容易受到刺激，致使分泌物增多。继因肛门括约肌松弛，过多的分泌物沿肛管流出。致使肛门周围皮肤潮湿、瘙痒、糜烂，甚至造成皮肤表面苔藓样变、剥脱。由于直肠反复脱垂，脱垂长度和宽度逐渐增大，部分患者有下腹部坠胀和隐痛不适，或里急后重感。严重者可有腹部或下腹部钝痛，并向下肢放射及引起尿频。另外，长期反复脱出，对患者精神影响很大，可引起自主神经紊乱、神经衰弱及精神分裂症等。

直肠全层脱出如未及时复位或复位困难可发生脱垂嵌顿，肠管瘀血肿胀、渗出增多，致嵌顿进一步加重，使脱垂部分肠管颜色暗红，继而变为紫色、表浅变黑，糜烂坏死，伴有大小便困难，局部疼痛，全身发热，坐卧不宁。此为急症脱垂，可发展为肠坏死，甚至感染中毒性休克，危害大，需高度重视。

7. 直肠脱垂的常用检查有哪些？

直肠内脱垂不脱出肛外，常漏诊，如有上述症状应行指诊，可感觉到直肠腔因黏膜堆积而柔软和松弛；肛镜检查可见直肠黏膜挤入镜筒，充血、水肿，因指诊和肛镜检查常将脱垂复位，诊断困难。所以，排粪造影为主要的诊断方法。典型表现为直肠下段侧位片，用力排便时呈漏斗状影像，直肠远端及肛管上缘呈凹陷状，偶见骶骨直肠分离现象。动力学检查可有直肠感觉功能损害，内括约肌功能损害。

外脱垂相对于诊断较易，但大部分患者排便后脱垂有自行还纳，无法检查，此时就需嘱患者蹲位做排便动作，如仍不脱出可用吸肛器辅助。不完全性脱垂可见放射状皱襞间凹陷沟向中央肠腔集中，形如菊花。完全性脱垂则以肠腔为中心黏膜皱襞呈同心圆状排列。如无法脱出可行肛门指诊，可触及直肠腔饱满感，指尖压迫直肠前壁，嘱咳嗽可有指尖冲击感，此时抽出手指，常可将脱垂带出。

若直肠脱垂较长，有小肠、网膜坠入，脱出肠管粗大向后弯曲，前部较后部长，在前部可叩及鼓音，可听到肠鸣音，后部叩及实音，这是直肠全层脱出滑动疝。若肠腔孔在脱出顶部中心，前后部等长则为直肠套叠性全层脱出。沿脱出肠管触诊，在肠壁与肛管之间有一环状沟，则为直肠全层脱出；如无环状沟，在脱出肠管看到齿状线则为直肠肛管全层脱出。由于反复长期脱出，肛门括约肌功能减弱，甚至肛门由自然闭合变成洞腔状的开放肛门。

直肠镜或乙状结肠镜意义不大；排粪造影对诊断外脱垂意义不大，可发现会阴异常下降、肛直角变钝等直肠脱垂常见的伴随现象；肛直肠测压静息压下降，反应出脱出肛管机械性扩张及其在直肠远端引起持续性反射性内括约肌抑制所致的功能障碍，其程度与肛门失禁相关。

另外，长期直肠脱垂，影响食欲及慢性出血者，化验检查可有贫血和低蛋白表现。对于急性直肠脱垂嵌顿者，如有绞窄坏死，可有白细胞升高、凝血异常等炎性反应表现。

8. 直肠脱垂的诊断及鉴别诊断是什么？

直肠脱垂根据典型的临床表现及专科查体易于诊断，但内脱垂由于不脱出肛外，常需借助于排粪造影诊断。外脱垂凭借典型的临床表现及专科检查即可确诊。不完全性直肠脱垂须与内痔（internal hemorrhoids）鉴别，内痔是分割状脱出，虽多发但分界清楚，表面可见静脉曲张团块，而直肠脱垂呈放射状或同心圆状脱出，表面无曲张静脉。

9. 直肠脱垂保守治疗的适应证及措施是什么？

对于内脱垂首先采用非手术疗法；对于外脱垂，保守治疗主要适用于幼儿直肠黏膜脱垂或目前不能接受手术或不愿手术的脱垂患者。

保守治疗措施常见的有以下几种：

（1）一般治疗：包括多进食富含膳食纤维饮食，多饮水，避免便秘及不良的排便习惯，加强肛门盆底肌锻炼，增强体质。

（2）脱垂复位：直肠脱垂后不能自行复位或复位有困难，或发生嵌顿和梗阻者，首先应选择复位再选择其他手术方法。患者取截石位或左侧卧位，用手指缓慢将脱出直肠自周围往中心推入肛内；也可用纱布包裹手或卵圆钳夹住纱布，从脱出顶端将纱布缓慢伸入肠腔，利用纱布与直肠黏膜的摩擦力将脱出直肠带入肛内。如困难可于麻醉下使括约肌松弛后操作，有人认为往脱出肠管表面撒适量石蜡油更易复位。

（3）缩肛运动：每日做括约肌收缩运动数次，每次5分钟，促进括约肌张力恢复。此外，平时注意缩短排便时间，增加营养，避免产生或加重腹内压增高的一切因素，将有助于避免加重脱垂程度和术后复发。

10. 直肠脱垂手术治疗的适应证及禁忌证是什么？

直肠内脱垂和不完全性脱垂者伴有以下症状，如排便部分失禁、直肠排空困难、有梗阻感、直肠孤立性溃疡、直肠炎、慢性疼痛和出血者可手术治疗。对于成人完全性直肠脱垂者，由于长期反复脱垂可能造成阴部神经损伤，产生肛门失禁，脱出肠段可发生感染水肿、溃疡出血、绞窄和坏死，非手术疗法无效，必须手术治疗。

手术禁忌，对于难以纠正的凝血功能障碍以及合并心、肺、肝、肾等重要脏器功能不全而不能耐受全身麻醉的患者。

11. 直肠脱垂急诊手术的指征及手术方法是什么？

直肠脱垂嵌顿不能还纳致患者疼痛，坐立不安，影响排便排尿者；直肠脱垂嵌顿致肠管濒临坏死或引起严重感染，影响生命体征稳定者均需急诊治疗。前者可先采用复位法，后期根据脱垂程度再选用其他治疗方法。后者如肠管仍有生机，急诊行手法复位即可，以后根据病情再行进一步治疗；如已经存在肠管坏死处理较为棘手，需经会阴或联合经腹部行坏死肠管切除，如感染严重行临时或永久肠造瘘术。

12. 直肠脱垂手术的治疗原则及常用手术的方法有什么？

直肠脱垂手术的原则如下：切除多余肠段；缩小肛门；加强和修补盆底；对脱垂肠段行悬吊固定；闭合，抬高直肠前壁陷凹；修补会阴滑疝。直肠脱垂常见的手术入路有经会阴、经腹及腹会阴联合三种，手术方法有以下几种：

（1）吻合器痔上黏膜环形切除术（procedure for prolapse and hemorrhoids，PPH）：主要适用于直肠黏膜内脱垂。其方法是用痔吻合器环形切除齿状线上 2 厘米以上直肠黏膜 2～3 厘米，同时将两断端行端端吻合，切除部分脱垂的直肠黏膜，从而起到治疗内脱垂的作用。患者术后疼痛轻，恢复快。但行 PPH 术时直肠黏膜切除的高度、层次需严格把握，否则手术会引起一系列严重问题，如术后感觉性失禁、出血、术后直肠肛门狭窄等。

（2）注射疗法：主要适用于直肠黏膜内脱垂及部分不完全性脱垂，分为直肠黏膜下注射和直肠周围注射。常用注射剂有消痔灵、5% 石碳酸植物油、6%～8% 明矾液、5% 鱼肝油酸钠等，这些药物可引起无菌性炎症，形成纤维化，使黏膜与肌层粘连，且有抑菌作用。直肠黏膜下注射适用于内脱垂及不完全性脱垂，黏膜水肿、糜烂、腹泻时禁用。消毒暴露完全，直视下向齿状线上 1 厘米处，前、后、左、右四点黏膜下注药，如脱出较长在3～5 厘米者，在四点注药上方 1 厘米左右右前、右后、左前、左后在平行交错注药。术后消毒，填以凡士林油纱条包扎。术后口服抗生素，控制排便 2 天。直肠周围注射适用于完全性直肠脱垂，术前需清洁灌肠、严格消毒、无菌操作，于距肛缘1.5厘米处进针，另食指伸入直肠内做引导，在直肠后间隙、两侧坐骨直肠间隙注药，不能注入肌内及防止针尖刺入肠腔，术后重新消毒，肛内填油纱条包扎。术后卧床休息，给予抗感染、补液处理，控制排便3～5天，禁食不禁水2～3天，使用润肠通便药使排便通畅，避免重体力活动。

(3) 肛门缩窄术：分为肛门环缩术及肛门紧缩术，常单独用于肛门括约肌松弛明显的老弱患者及联合其他术式用于肛门松弛及易复发的直肠脱垂患者。肛门紧缩术，消毒后于截石位6点距肛缘3厘米处切开皮肤，分离皮下组织，游离外括约肌并重叠间断缝合，缩小肛门以拇指通过为宜。肛门环缩术，麻醉消毒后于截石位，距肛缘2～2.5厘米处的12、6点位各切一深达皮下层0.5cm的小口，止血钳皮下游离，牵引3号可吸收线绕肛门皮下周围一周，助手肛门置入食指结扎，肛门松紧可容纳食指为宜。术后卧床休息，口服抗生素，保持局部清洁，控制大便一周。

(4) 直肠黏膜分段结扎术：适用于直肠黏膜脱垂，脱出长度在30cm以内者。麻醉消毒后，将脱垂直肠黏膜钳夹牵拉出肛外，于左前、左后、右前、右后直肠黏膜钳夹，将直肠黏膜分为4个独立黏膜片，大弯血管钳分别横行钳夹黏膜片基底，在血管钳下行“8”字结扎，重新消毒，送回肛内，填塞油纱条，纱布包扎。术后少渣半流食，控制排便2～3天，每次便后坐浴熏洗，痔疮栓纳肛，口服抗生素预防感染，1周后结扎的黏膜脱落，换药至愈合。

(5) 直肠黏膜排列结扎术：适用于直肠全层脱垂，

将脱垂直肠黏膜钳夹牵拉出肛外，于左前、左后、右后无血管区，做纵行排列结扎黏膜，并在结扎点及黏膜下注射消痔灵硬化剂，既能防止坏死黏膜脱落后出血，又能使黏膜与肌层粘连固定，还纳后肛内填塞油纱布包扎固定。术后绝对卧床，抗感染、补液处理，禁食1~2天，控制排便4~5天，首次排便可用开塞露辅助排便。

（6）直肠全层脱垂微创三联术：适用于直肠全层脱垂，先做直肠黏膜排列结扎术，再行肛门环缩术，最后严格消毒后行消痔灵直肠周围注射术。

（7）经肛门直肠脱垂组织切除与修复：根据脱垂程度选择切除脱垂的黏膜和肠壁，此类手术相对较安全。对于直肠黏膜脱垂者仅行黏膜切除术，术前清洁灌肠，口服抗生素。而对于完全性脱出者，根据脱垂程度选择黏膜纵切横缝术、黏膜环切肌层折叠缝合术，或经会阴直肠脱垂肠管切除术。而对于Ⅱ、Ⅲ度完全性直肠脱垂，采用经会阴直肠脱垂肠管切除术后，复发率较高，术后需注意禁食不禁水，补液抗感染治疗，卧床，控制排便3~5天，2周内不应指诊及灌肠，术后4天口服液体石蜡帮助排便。

（8）经腹脱垂直肠切除：直肠高位悬吊术适用于严重的直肠内脱垂及完全性直肠外脱垂经会阴手术未奏效者。常规开腹后，游离直肠，提高直肠将其悬吊固定于骶骨岬前肌膜上，根据直肠长度可将直肠前壁折叠，折叠缘缝于其上肠浆膜处。但对于重度完全性直肠乙状结肠脱垂，伴有括约肌松弛者，可行部分乙状结肠及直肠切除，结直肠端端吻合，高位悬吊于骶骨岬筋膜上，术中将覆盖膀胱的腹膜分离缝合于提高了的直肠前壁，也提高了膀胱直肠隐窝，封闭了滑动性疝囊。缝合两侧的腹膜切口，并将盆侧壁缝合于直肠前壁，使直肠固定于较高位。会阴部加行肛门紧缩术减少术后复发。此手术中结直肠吻合及悬吊时需仔细把握，吻合张力高时可出现吻合口瘘，肠管张力低时起不到悬吊的作用，甚至脱垂复发。

13. 腹腔镜手术治疗直肠脱垂的适应证及手术要点是什么?

近年来由于腹腔镜手术在结直肠手术中的广泛应用，使得手术的创伤变小，术后恢复时间大大缩短。对于需行部分直肠及乙状结肠切除的患者，只要患者无既往腹部手术史，心、肺、肝、肾能耐受全身麻醉，全身情况及生命体征平稳，均可行腹腔镜辅助手术。腹腔镜手术的步骤如下：

(1) 采用全身麻醉，患者仰卧半截石位，头低足高。

(2) 建立人工气腹，气腹压力维持在10～15mmHg，戳空布置：以脐孔上方10mm为观察孔，右下腹麦氏点为主操作孔，右侧平脐锁骨中线为术者辅助操作孔，左侧对应部位为助手操作孔。

(3) 直肠游离需注意，直视下骶前间隙中锐性分离，保护自主神经。

(4) 切割闭合器切断直肠，下腹部中转开腹，将近端直肠和部分乙状结肠拉出，切除肠管。经肛门置入吻合器行结直肠端端吻合，检查吻合口通畅、完整、无张力后，丝线缝合吻合口远端直肠壁与骶骨岬前筋膜，高位悬吊。

(5) 修补闭合后腹膜，吻合口旁留置引流，自腹腔镜戳空处引出固定。

14. 直肠脱垂经腹手术中骶前静脉丛损伤后如何处理?

直肠脱垂经腹手术时术中需注意避免损伤骶前静脉丛，如发生骶前静脉丛破裂大出血，常用的处理方法有：①充分暴露骶前，明确出血部位；②切忌盲目钳夹或强行缝扎，缝扎会引起骶前静脉丛更加广泛撕裂造成难以挽回的局面；③结扎髂内动脉无助于止血，而结扎双侧髂内动脉则往往使出血更加严重；④切实可行的办法是对较小的出血点用热盐水纱布垫压迫，常能达到止血的目的；⑤对于较大的出血采用不锈钢图钉嵌入出血处的骶椎椎体常能有效止血，也可采用凿裂骨质涂骨蜡的方法止血；⑥如以上方法仍不能止血，可采用纱布填塞止血，一端压迫在出血骶前静脉丛处，一端自切口拉出腹腔，术后一周左右，分次缓慢拉出腹腔内纱布，需注意从压迫在最外面的纱布开始。

15. 直肠脱垂经腹手术后处理的要点有哪些?

直肠脱垂经腹手术后鼓励早期下床活动，必要时口服石蜡油加速肠功能恢复；早期进食避免易胀气食物，预防吻合口瘘；查房时注意腹部查体，监测腹部感染情况。

16. 直肠脱垂的预后及预防如何?

直肠脱垂经过治疗，如无严重并发症，一般预后较好。对于直肠脱垂的预防主要是预防便秘，养成良好的排便习惯；避免一切腹内压增大的病理因素；加强体育锻炼，增强体质，增强盆底肌及肛门括约肌的张力。

切口疝

欧洲疝学会将切口疝 (incisional hernia, IH) 定义为在临床体检、影像学检查中可看到或可触及的原切口下的腹壁缺损，可伴有或不伴有腹壁包块。IH 作为腹部手术后常见的并发症，源于缝合筋膜的断裂或松弛，剖腹手术后 IH 的发生率为 5%~10%，多发生于剖腹产术后，50%出现于术后 1~2 年。

本章回顾了两个临床病例的会诊经验、处理过程和随访结果，还介绍了该病的发病因素、临床症状、诊断依据、治疗原则、手术注意事项等方面的相关知识。

一、病例分析

病例一

病例介绍

田某，男，67 岁，主因“肠梗阻、肠坏死术后半年，切口旁可复性包块 5 月”入院。

现病史：患者于半年前因“肠梗阻、肠坏死”在外院行肠切除肠吻合术，术后 5 个月出现腹壁切口旁可复性包块，逐渐增大达篮球大小，伴腹部不适，常需使用腹带压迫，现为治疗入我院。

既往史：高血压病 5 年，未正规诊治。

入院查体：体温 37.0℃，脉搏 92 次/分，呼吸 20 次/分，血压 160/102mmHg，患者一般情况可，右上腹见探查手术切口瘢痕，站立时见一巨大包块突出占据整个右侧腹部并越过中线，大小约 28cm×26cm，无明显压痛，平卧时包块消失。双下肢轻度肿胀。

实验室检验：血常规、肝功能、离子、肾功能大致正常。心电图、心脏彩超提示高血压性心脏病，彩色多普勒发现双下肢深静脉血栓形成。

病例分析

1. 首先考虑哪些诊断？

印象☞ 腹壁巨大切口疝。

支持依据：有腹壁手术病史，术后腹壁切口旁出现可复性包块，站立时见一巨大包块突出占据整个右侧腹部，无明显压痛，平卧时包块消失。符合切口疝症状及典型体征。

2. 还需要做哪些检查？

超声：超声诊断腹外疝作为影像学检查中客观而实用的诊断方法，具有很高的准确性和敏感性。超声检查可以对 IH 的分类、部位、大小、有无合并嵌顿及绞窄提供了较准确的诊断信息，为临床、确定治疗方案及判断预后提供重要依据。

CT：CT 能显示每个 IH 准确的位置、大小和内容物，可敏感地探测到腹壁疝，并可精确测量疝颈大小，为外科手术修补提供可靠依据；还可了解疝修补术的疗效，评估有无疝复发和残留。临床那些因为肥胖、腹痛、腹胀或其他原因而导致体格检查漏诊的 IE 能完全用 CT 显示出来。剖腹术后出现可疑体征，应使用 CT 在手术部位仔细查找是否存在隐匿的 IH，以免遗漏。

3. 患者目前是否需行急诊手术？

腹部手术切口疝不能自愈，均需手术治疗。对于全身情况差、心肺功能不全或有其他内科合并症的患者，要进行积极的术前准备后再选择手术时机。该患者切口疝巨大，合并症多且均较严重，病情复杂，宜先请相应科室会诊处理控制血压、治疗双下肢深静脉血栓后再手术。

病例预后

治疗过程及结果：患者有双下肢深静脉血栓形成、高血压性心脏病，遵各科会诊医师意见，给予肠溶阿司匹林、低分子肝素等抗凝祛聚治疗1个月。同时用腹带束扎腹部准备3～4周。复查双下肢深静脉血栓基本消失，血压控制至基本正常。停用抗凝药物10天后，预防性应用抗生素，肠道准备，术前留置胃管、尿管，于全麻下行腹壁切口疝无张力修补术。

手术过程：取右腹直肌旁切口约20cm进入腹腔，分离小肠与腹壁粘连，测量腹壁缺损约20cm×18cm，使用专门从美国巴德公司订制的膨体聚四氟乙烯（e－PTFE）/聚丙烯复合材料修补片30.5cm×30.5cm，将补片四角稍作修剪后直接放置于缺损处，将防粘连的膨体聚四氟乙烯面朝向腹腔，补片四周均超出疝环边缘约5cm。围绕补片每隔5～6cm进针，距补片边缘约1.0cm，以单股的0#聚丙烯线用穿线针经全层腹壁拉出收紧打结于皮下以固定补片。补片前放置左、右两根乳胶引流管，逐层关闭腹腔和切口。

手术后给予营养支持、输血、抗生素等对症处理和治疗，患者术后恢复良好，术后4天开始进食。但伤口引流管引流量（血性）较多，术后第1天750ml，第2天590ml，多次给予输血、血浆、血小板及巴曲亭等治疗。术后第3天到第10天引流量逐渐从约180ml/d减至约100ml/d，第11天到20天从约90ml/d逐渐减至约30ml/d，术后15天右侧引流管引流量少于10ml/d后予以拔除，术后24天左侧引流管引流量少于10ml/d后拔管，切口一期愈合。术后25天恢复正常活动，术后2个月恢复体力活动，随访至今已 38 个月，未出现疝复发和其他术后并发症，患者生活质量良好。

经验教训：

（1）患者术后引流量（血性）较多，考虑与患者术前使用抗凝药物相关，术前注意掌握停用抗凝药物的时机。

（2）腹部手术切口疝不能自愈，均需手术治疗。对于全身情况差、有其他内科合并症的患者，要进行积极的术前准备后再选择手术时机。

知识小链接

切口疝围手术期的注意事项是什么？

1. 手术修补时机以疝发生 6 个月以后为宜，术前强调对心、肺、肾功能的专科检查，对相关并发症需控制平稳后再手术。

2. 术前做好腹腔减容准备以防止术后发生腹腔室间隔综合征，用腹带束腹训练数周（目的是使膈肌抬高）能够减轻症状并可预防疝继续发展。

3. 强调防治感染。一旦感染发生，不单会造成材料成本（价格昂贵）浪费，且不得不再次手术去除补片，给患者带来痛苦和经济损失。

4. 注意将防粘连的膨体聚四氟乙烯面朝向腹腔，补片四周均要超出疝环边缘约 5cm 且不能卷曲，不能让聚丙烯面接触到腹腔脏器，否则可能导致肠粘连、肠瘘等严重并发症。

知识小链接

5. 术后渗血量大且持续时间长，考虑与术前治疗下肢深静脉血栓使用抗凝药物有关，建议对术前有使用抗凝药物者应停药 1 周以上，手术创伤大者最好能停药2周以上。

6. 常规放置引流管并保持通畅，引流管拔除时间应根据引流量的多少而定，拔除过早可能导致血肿或血清肿。

病例二

病例介绍

金某，女，73 岁。主因腹部包块 15 年，包块增大伴疼痛 3 天就诊。

现病史： 患者于15 年前因胆囊炎、胆石症行胆囊切除术，术后 7 天拆线，出院 1 周后当咳嗽、喷嚏时切口部位出现一包块，如桃核大小，平卧时包块消失，无疼痛，未经任何治疗，此后包块逐渐增大，每次膨出时都能自行还纳。1 周前患者包块较前增大，大小约 5cm × 5cm，质软，压痛，皮温高，伴轻微疼痛，尚可耐受，当时行腹部立位片无膈下游离气体，左上腹有一气液平面。B 超提示：肿物内为肠管及网膜组织。向家属交代病情，建议住院手术治疗。因家属缺乏对本病后果的认识，不同意住院治疗而自动离院。入院前 3 天，出现持续性疼痛阵发性加剧，腹胀，频繁呕吐，停止肛门排气，再次来我院急诊就诊。

既往病史：15 年前因胆囊炎和胆囊结石行胆囊切除术。

入院查体：T 35.6℃，P 139 次/分，R 30 次/分，BP 60/40mmHg。神清，查体合作，脱水貌，痛苦面容，表情淡漠，四肢厥冷，心肺无异常，腹部膨隆，腹部脐上中线右侧可见纵向20cm 手术切口瘢痕，局部可见一包块，大小约 25cm × 25cm，皮肤青紫，全腹压痛、反跳痛、肌紧张，肠鸣音消失。

实验室检查：血常规：血红蛋白 94g/L，红细胞计数 28.0×10^{12}/L，白细胞计数 24.2×10^{9}/L；电解质：K^+ 3.0mmol/L，Na^+ 135mmol/L，Cl^- 96mmol/L；心电图：窦性心动过速。胸腹立位片：阶梯状三个气液平面。

病例分析

1. 首先考虑哪些诊断？

印象☞ 嵌顿性切口疝，绞窄性肠梗阻，中毒性休克。

支持依据：有手术病史，包块位于切口处，出现腹痛、腹胀、呕吐、肛门停止排气排便、嵌顿、肠梗阻表现，腹部立位片提示有气液平面，支持嵌顿性切口疝的诊断。同时伴低体温、低血压、四肢厥冷及血象增高表现，支持中毒性休克的诊断。

2. 还需要做哪些检查？

患者有行急诊手术指征，应积极完善术前相关检查：如血凝全套及术前感染四项，同时化验肝、肾功能等有助于了解有无多脏器衰竭。

3. 患者目前是否需行急诊手术？

患者诊断考虑为嵌顿性切口疝，绞窄性肠梗阻，有明显腹膜炎体征，需行急诊手术治疗。

思考☞ 嵌顿性疝的处理原则是什么？

嵌顿性疝具备下列情况者可先试行手法复位：①嵌顿时间在3～4小时，局部压痛不明显，也无腹部压痛或腹肌紧张等腹膜刺激征者；②年老体弱或者伴有较严重疾病而估计肠袢尚未绞窄坏死者。除上述情况外，嵌顿性疝原则上需要紧急手术治疗，以防止疝内容物坏死并解除伴发的肠梗阻。

病例预后

检查结果：肝肾功能、血凝系列大致正常，术前感染四项均阴性。

治疗过程及结果：经抗休克、抗感染、胃肠减压等治疗，待生命体征略平稳，在连续硬膜外麻醉下行剖腹探查、嵌顿疝松解修补术。切开各层组织及疝囊，可见内容物为部分空肠及部分大网膜，大网膜呈青紫色，肠壁脆性增强已坏死，疝环较紧，腹腔内有淡红色液体约1500ml，切除部分空肠和部分大网膜，肠肠吻合，冲洗腹腔，下橡皮管引流，修补缺损疝环，关腹，继续抗感染、维持电解质平衡等治疗，15天后出院。

最后诊断： 嵌顿性切口疝，绞窄性肠梗阻，中毒性休克。

经验教训： 嵌顿疝多发生在腹股沟斜疝，股疝、脐疝偶然发生嵌顿，白线疝很少发生，而切口疝不易嵌顿。本病例患者排便用力时间过长，增加腹压，一次性进入疝囊内组织增多，成为难复性，加之患者家属未引起足够重视，延误了手术最佳时机，以至于发生绞窄、肠管坏死、感染中毒性休克。因切口疝嵌顿导致如此严重后果的病例，属罕见应引起家属及医务人员高度重视。

二、病例讨论

1. 切口疝的概念是什么？

切口疝是指发生于腹壁手术切口处的疝。临床上比较常见，占腹外疝的第三位。腹部手术后切口获得一期愈合者，切口疝的发生率通常在 1% 以下；如切口发生感染，则发病率可达 10%；伤口多开者甚至可高达 30%。

2. 切口疝的分类是什么？

（1）按位置分类：按位置将腹部分为中线区（以 M 表示）和侧区（以 L 表示）。

1）中线区切口疝：其界线上为剑突，下为耻骨。侧为两侧腹直肌鞘的边缘。因此，凡位于两侧腹直肌鞘边缘的切口疝均被称作中线切口疝。根据切口疝所在中线区的位置不同，又分为 5 个亚类：① M_1（subxyphoidal incisional hernia，剑突下切口疝）为自剑突向下 3cm；②M_2（epigastricincisonal herni 脐上腹部切口疝）为自剑突下 3cm 至脐上 3cm；③M_3（umbilical incisional inci，sional，脐部切口疝）为自脐上 3cm 至脐下 3cm；④M_4（infraumbilical incisional hernia，脐下切口疝）为自脐下 3cm 至耻骨上 3cm；⑤M_5（suprapubicincisional hernia，耻骨上切口疝）为自耻骨向上 3cm。

2）侧区切口疝：其界线头端为肋弓，尾端为腹股沟区，内侧为腹直肌鞘的外侧缘，外侧为腰区。根据切口疝所在侧区位置不同又分为 4 个亚类（见图 2）：①L_1（subcostal incisional hernia 肋缘下切口疝）为肋弓缘至脐水平线上 3cm；②L_2（flank incisional hemia 胁腹部切口疝）为脐水平线上下 3cm 的腋前线至腹直肌的外侧；③L_3（iliac incisional hernia 髂部切口疝）为自脐下 3cm 水平线至腹股沟区；④L_4（lumbarincicisional hernia 腰部切口疝）为腋前线的侧背部区。

（2）按大小分类：由于切口疝不同于原发性腹壁疝，大小及形状差异明显，因此，切口疝的大小不宜用一个参数或一个测量数据来概括，而应采用一个定量或一个半定量的方法来描述大小。按大小分类采用了 Chevrel 的方法，将疝缺损的宽径作为一个重要的分类标准，同时兼顾缺损的长径。

宽径以 W 表示：其定义为疝缺损两外侧缘间的最大水平距离（cm），根据距离大小分为 3 个亚类，即$W_1<4cm$；$W_2\geqslant4\sim10cm$；$W_3\geqslant10cm$。如为多发疝，则以最外侧的两个疝缺损外侧缘间距为准。

长径 f 以 L 表示：其定义为疝缺损最头端缘和最

尾端缘之间的垂直距离（cm），长径不分亚类。如为多发疝，则以最头端和最尾端的两个疝缺损上下缘间距为准。

（3）复发疝分类：不论以往修补过多少次，均称复发疝，不强调修补次数。将原发腹壁疝手术后的复发疝归为切口疝，不再使用原发切口疝的概念。

（4）分类表：为了便于临床使用和研究数据的收集，欧洲疝会议还制定了一个切口疝分类表（表7）。

表7　欧洲疝学会切口疝分类

中线区	剑突下疝	M_1
	上腹部疝	M_2
	脐疝	M_3
	脐下疝	M_4
	耻骨上疝	M_5
侧区	肋缘下疝	L_1
	胁腹部疝	L_2
	髂部疝	L_3
	腰疝	L_4
复发性切口疝	是 0	否 0
长（cm）		宽（cm）
	W_1 <4cm	
	W_2 ≥4～10cm	
	W_3 ≥10cm	

注：欧洲疝学会切口疝分类（2008年版）

3. 切口疝的病因是什么？

切口疝的发生是由多种因素造成的，既有切口感染、切口部位等患者的自身局部因素，也有腹压增高、高龄、糖尿病等内科疾病的全身性因素的作用，还与医生的缝合技术，以及对于存在切口疝发生风险的患者，是否有预处理措施等外界因素有关。因此，对于老年人急诊下的污染手术，特别要注意预防和控制感染，积极治疗引起腹压增高的阻塞性肺部疾病、前列腺肥大、便秘和糖尿病，提高医生对于切口疝的防患意识，这些是预防切口疝发生的关键。

4. 切口疝的发病机制是什么？

腹壁切口疝疝环一般较大，发生嵌顿和绞窄的机会甚少。早期疝囊多不完整，随着时间的延长，腹膜可形成完整的疝囊，疝内容物一般为肠管和（或）大网膜，常因粘连而形成难复性疝。也有腹膜愈合而筋膜裂开、腹膜膨出形成疝囊者。切口疝无自愈可能，对全身状况影响较大。如不及时治疗多数患者随着病程的增长而逐渐增大切口周围肌肉、腱膜、筋膜等组织则日趋薄弱，疝环增大，腹腔内脏器愈来愈多地突出在腹腔外的疝囊中，逐渐发展为巨大的切口疝，使得真正的腹腔容积渐渐减少，疝囊成为容纳部分腹腔脏器的“第二腹腔”或“腹外腹”。此种情况，如不充分准备即行张力修补术，可能对呼吸循环系统产生影响，特别是有心肺合并症的老年患者。腹内压升高是切口疝发生的原因之一，切口疝出现后，腹内压降低。一旦张力修补后腹内压升高甚至较原来更高，使膈肌上抬，导致通气受限；同时，下腔静脉受压，回流受阻，甚至导致腹腔间隙综合征和深静脉血栓形成。

5. 切口疝的临床表现是什么？

（1）主要临床症状：腹壁切口处有肿物突出是其最

主要的临床症状，站立和用力时突出或明显，平卧时缩小或消失。疝环较大有较多的脏器和组织突出时，可有腹部隐痛、牵拉下坠等不适，部分患者可伴食欲减退、恶心、焦虑等。多数切口疝内容物可与腹膜外腹壁组织粘连而成为难复性疝，有时可有不完全性肠梗阻的表现。少数疝环小的患者，可发生嵌顿。

（2）查体：切口瘢痕处肿物多数与切口相等，亦有切口疝形成小于切口区域者。疝内容可达皮下，皮下脂肪层菲薄者，可见到肠型或蠕动波。嘱患者平卧，将肿物复位，用手指伸入腹壁缺损部位，再令患者屏气，可清楚地扪及疝环边缘了解缺损的大小和边缘组织强度。

（3）并发症表现：不完全性肠梗阻是切口疝的常见并发症。因切口疝内容物一般为肠管和（或）大网膜与疝囊及彼此的反复摩擦，极易发生粘连而致不完全性肠梗阻。

6. 切口疝的常用检查手段是什么？

（1）B超：超声诊断腹外疝作为影像学检查中客观而实用的诊断方法，具有很高的准确性和敏感性。超声检查可以对IH的分类、部位、大小、有无合并嵌顿及绞窄提供了较准确的诊断信息，为临床、确定治疗方案及判断预后提供重要依据。

（2）CT：CT能显示每个IH准确的位置、大小和内容物，可敏感地探测到腹壁疝，并可精确测量疝颈大小，为外科手术修补提供可靠依据；还可了解疝修补术的疗效，评估有无疝复发和残留。临床那些因为肥胖、腹痛、腹胀或其他原因而导致体格检查漏诊的IH能完全用CT

显示出来。剖腹术后出现可疑体征，应使用 CT 在手术部位仔细查找是否存在隐匿的 IH，以免遗漏。

7. 切口疝的诊断依据是什么？

典型腹壁 IH 的诊断较容易，一般通过体格检查即可确诊。但不典型的 IH 主要依靠 B 超和 CT 检查来诊断。

8. 切口疝的鉴别诊断是什么？

需与直疝、斜疝、股疝、脐疝、白线疝、嵌顿疝、绞窄疝等相鉴别。

9. 切口疝的保守治疗措施是什么？

腹壁切口疝应以手术治疗为主，但对年老体弱、有使腹腔内压力增高的慢性疾患者、癌症晚期和合并内外科急危重症者，可非手术治疗。非手术治疗措施包括：保护切口疝、防止疝内容物损伤；局部使用弹力腹带或腹围包扎，防止疝块突出；处理咳嗽便秘等全身情况。

10. 切口疝的手术适应证是什么？

腹壁切口疝应以手术治疗为主，若无禁忌证，应采用手术治疗。

11. 切口疝的手术禁忌证是什么？

对年老体弱、有腹腔内压力增高的慢性疾病患者、癌症晚期和合并内外科急危重症者，不适合手术治疗。

12. 切口疝的手术时机和原则是什么？

（1）时机：腹壁 IH 的修补应采取个体化手术方案，对于全身情况差、心肺功能不全或有其他内科合并症者，要进行积极的术前准备后再选择手术时机。对无切口感染史的初发疝和复发 IH，建议在切口愈合后 3 ~ 6 个月行修补手术；对有切口感染史的初发疝和复发 IH，建议在感染控制和切口愈合后 1 年行修补手术：已接受过采用修补材料行修补手术并发感染的复发疝，应在切口愈合 1 年以后再修补；对伴有污染创面的腹部手术 IH，行直接缝合修补：如果缺损大，可用自体组织移植或用可吸收人工材料修补。

（2）原则：①切除切口瘢痕；②显露疝环后沿其边缘清楚地解剖出腹壁各层组织；③回纳疝内容物后，在无张力或低张力的条件下修复各层腹壁组织。

13. 切口疝的急诊手术原则是什么？

当切口疝出现嵌顿、绞窄、肠梗阻等危及患者生命时，必须急诊手术治疗，防止病情进一步恶化。急诊手术应按照疾病相关治疗原则进行手术。

14. 切口疝的修补方法有哪些？

切口疝的修补方法包括：直接缝合、自体组织移植、合成材料修补、腹腔镜修补术。

（1）直接缝合：疝环直径 ≤5cm 的较小或筋膜结实的切口疝可直接缝合。首先解剖缺损边缘，清除瘢痕组织，筋膜对筋膜逐层缝合；腹壁结构不清者，也可用 10 号丝线腹壁一层间断缝合。对于较大的切口疝，或腹壁肌肉萎缩筋膜薄弱的切口疝，可作切口两侧筋膜的减张缝合，切忌强行拉拢缝合而致筋膜撕裂，或腹内压力增高造成术后复发。当然移植物修补是安全有效的方法。

（2）自体组织移植：修补适用于疝环 >5cm 的切口

疝。常用的自体组织有阔筋膜腹直肌前鞘股薄肌的自体真皮等。此修补创伤大，且又造成新的组织缺损，故已被合成材料修复所取代。但对于经济尚不发达的地区基层医院，自体组织移植修补仍不失为一种经济有效的修补方法。

(3) 合成材料修补：临床上常用的合成材料有3种：聚酯类、聚丙烯类和膨化聚四氟乙烯（e－PTFE）。聚酯类补片可应用成品（Mersilene），也可用于心脏手术的普通涤纶片，由于更为优良的聚丙烯类补片的普及，聚酯类补片应用已减少。

聚丙烯补片为单层网状结构，是目前最常用的腹壁缺损修补材料。与其他不吸收材料相比，聚丙烯补片具有以下优点：①刺激纤维组织增生作用明显。②其网眼结构易被纤维组织生长穿过，能够早期嵌于组织之中。③植入后能保持较高的抗张强度。但是，聚丙烯补片由于表面较粗糙，与腹腔脏器直接接触时，可能引起腹腔粘连，甚至侵蚀肠壁导致肠瘘发生；后期的瘢痕收缩可能会造成网片扭曲，其不规则的表面可刺激并损伤周围组织，引起感染或皮肤窦道形成。

e－PTFE 柔韧光滑顺应性好，机械性能较聚丙烯网更优越。当补片与腹腔脏器直接接触时只引起轻度粘连，一般不会导致肠瘘的发生。与聚丙烯补片相比，e－PTFE刺激纤维组织增生作用小，且纤维组织很难在短期内生长进入补片的微孔结构，易造成补片与周围组织嵌顿和不良。

还有一些可吸收的腹壁缺损修补材料用于临床，主要包括聚羟基乙酸（Dexon）和聚乳酸羟基乙酸（Vicryl）两种，其完全吸收时间为 3 个月。采用可吸收网片修补腹壁缺损的初衷是为了避免高分子材料可能带来的远期并发症。但在实际应用中人们发现，由于 Dexon 和 Vicryl 不能刺激足够的纤维组织增生，吸收后往往在修补部位再次形成腹壁疝。因此，这两种材料用于腹壁缺损修补尚不够成熟。

（4）腹腔镜手术方法：多数术者认为，腹腔镜下切口疝修补术主要适用于 >5cm 的切口疝和复发的切口疝。<5cm 的切口疝不宜采用该手术方法；腹腔广泛粘连、疝皮肤菲薄或皮肤溃疡，以及疝的横径 >15cm 等均是腹腔镜修补的禁忌证，建议及时中转开腹手术。

❖手术时采用全麻，术前置胃管及尿管，取仰卧头高足低体位。

❖建立气腹后，在疝囊左侧，远离疝环置入腹腔镜，按照三角原理，在适当位置置 2 ~ 3 枚 5mm Trocar 做操作孔。

❖分离粘连于疝囊的大网膜和肠管，对粘连重者则中转开腹手术，粘连轻者松解粘连，还纳疝内容物，在腹腔镜的引导下于腹壁确定疝环大小并作记号。

❖按照疝环大小剪裁适当大小补片，要求各方向超过缺损 5cm，把补片送入腹腔，铺平补片，粗面向上，防止粘连面对腹腔组织，腔内缝合器的固定钉间隔 1 ~ 1.5cm。

❖观察腹腔无出血，清点器械无误后缝合各切口，不置引流。

若遇到巨大腹壁切口疝的患者，术前应行人工气腹预备，这样可增加腹部肌肉的顺应性，松解腹内粘连，缩短手术时间，减少患者术后气紧等不适，降低术后复发率。

15. 切口疝术后的处理是什么?

（1）保证闭式引流的通畅和无菌，根据引流量（引流量少于10ml/d）在术后3～5天拔除引流物。手术创面大、引流物多时，可适当延长拔管时间。拔除引流管后仍要注意局部有无积液、积血，出现积液、积血时应随时抽吸。

（2）注意体温变化及经常查看伤口，如果术后体温仍持续升高和伤口红肿，应警惕伤口感染的发生，给予抗生素治疗，并重视局部处理。

（3）术后早期患者可在床上活动，2～3天后可下地行走。术后要用腹带加压束扎2周，并继续使用腹带3～6个月。术后3～6个月禁止剧烈活动和重体力劳动。

16. 如何预防切口疝的发生?

（1）精心设计切口：为了避免切口疝的发生，临床医生应根据治疗目的，精心设计切口，尽量少用经腹直肌和腹直肌旁切口，代之以横形切口、正中切口和旁正中切口。

（2）改善愈合能力：加强患者的营养支持，纠正贫血和低蛋白血症，补充维生素C、维生素K等，改善患者一般状况，提高愈合能力。

（3）积极治疗合并症或并发症：对糖尿病、凝血功制障碍、呼吸功能障碍、肝脏功能障碍、肾脏功能障碍等影响组织愈合的合并症或并发症，应积极治疗。择期手术须待上述情况得到纠正或控制再实施手术。

（4）积极处理引起腹压增高的因素：术前要积极治疗肺部感染、慢性阻塞性肺病、大量腹水、便秘或排尿困难等使腹内压力增高的疾病，预防并处理手术后出现腹胀呕吐、呃逆、咳嗽、打喷嚏等引起腹内压力增高的因素，同时使用腹带。

（5）防止切口感染：手术前积极治疗患者皮肤、鼻咽部胃肠道的感染灶。术区剃毛可能损伤皮肤或引起微小的皮肤创口，应采用剪毛或脱毛的方法代替剃毛，并尽可能缩短备皮至手术的时间。

（6）手术中严格执行外科手术原则

①严格执行无菌操作技术，正确处治化脓性病灶和腹腔脏器绞窄坏死等病灶防止污染切口。

②避免电刀功率过大致使切口脂肪液化而影响切口愈合。

③切忌动作粗暴防止组织损伤过多，影响切口愈合。

④彻底止血以免引起切口血肿，妨碍切口愈合。

⑤正确对合组织层次，防止形成无效腔；缝线不宜过细，缝合勿过疏或过密，结扎切忌过松；缝合筋膜时，进针点与出针点不宜距切缘太近。此外，连续缝合对局部组织有绞窄作用，且一处断裂即导致全线变松，故尽量选择间断缝合。

⑥估计切口可能发生感染者，需作二期缝合。

⑦避免切口留置引流物。需要留置引流时，应行戳口穿出。

⑧手术应在良好的麻醉状态下实施，腹膜缝合时切忌强行拉拢，以免致腹膜撕裂太甚。

⑨必要时采用减张缝合。

(7) 合理应用抗生素。

脐疝 ▶▶▶▶

脐位于腹壁正中部，在胚胎发育过程中，它是腹壁最晚闭合的部位。同时，脐部缺少脂肪组织，使腹壁最外层的皮肤、筋膜与腹膜直接连在一起，成为全部腹壁最薄弱的部位，腹腔内容物容易于此部位突出形成脐疝。在人体胎儿时期，通过脐环部位有两条动脉、一条静脉、卵黄管及脐尿管与母体相连，以获取营养。在胎儿出生前后，上述结构逐渐闭锁，脐环闭锁时形成脐凹陷。如果闭锁不全或延期闭锁，胎儿出生后出现畸形。由脐环处突出的疝称为脐疝（umbilical hernia）。

本章回顾了三个临床病例的会诊经验、处理过程和随访结果，还介绍了该病的发病因素、临床症状、诊断依据、治疗原则、手术注意事项等方面的相关知识。

一、病例分析

病例一

病例介绍

田某，女，70岁，农民，主因“脐左侧可复性包块1年余，不能还纳16小时”入院。

现病史：患者于1年余前无诱因开始出现脐左侧包块，以站立或咳嗽等腹压增高时为著，包块直径约8cm，质软，无触痛，边界光滑，可推动，平卧或用手还纳后可消失，未治疗。16小时前无明显诱因包块突出，不能还纳，伴触痛，并进行性加重，无发热，精神差，无排气、排便。立即送我院急诊科就诊。

既往史：患者自诉长期便秘。

入院查体：体温36.8℃，脉搏90次/分，呼吸23次/分，血压150/90mmHg。体型肥胖，腹部膨隆，腹式呼吸减弱，未见胃肠形及蠕动波，腹部浅静脉无曲张，脐左侧有一直径约8cm包块，质软，表面皮肤红，触痛明显。余全腹无明显压痛，无反跳痛及肌紧张，腹部移动性浊音阳性，肠鸣音消失。

实验室检验血常规示：白细胞计数7.55×10^9/L，中性粒细胞百分比0.909，淋巴细胞计数0.04，其余肝肾功、电解质、血糖、尿常规等化验结果均未见明显异常。

病例分析

1. 首先考虑哪些诊断?

印象☞ 脐疝嵌顿?白线疝?

(1) 脐疝嵌顿

支持依据:为中年经产、肥胖妇女,有长期便秘使腹内压增高的诱因,出现脐左侧包块,站立或腹压增高时出现,无疼痛,边界光滑,平卧或用手还纳后可消失,为脐疝典型的临床表现。16 小时前无明显诱因包块突出,不能还纳,伴疼痛,并进行性加重,无排气、排便,出现肠梗阻并嵌顿的临床表现,结合辅助检查:血常规提示中性粒细胞增高;B 型超声示:提示脐部隆起处包块内为肠管(可疑肠管坏死)。腹部 CT 提示:肠梗阻,脐疝(疝内容物为小肠,嵌顿、坏死可能),腹水。根据上述特点,诊断脐疝嵌顿明确。

(2) 白线疝 (hernia of linea alba)

支持依据:发生于腹壁正中线处。

不支持依据:绝大多数在脐上,患者平卧回纳疝块后,常可在白线区扪及缺损的空隙。

2. 还需要做哪些检查?

(1) 腹部超声:可了解脐疝的位置、大小及其与腹腔内脏器的关系,了解有无积液、扩张,肠壁上有无血流信号等。

(2) 腹部 CT:可以清楚地显示脐疝的位置、大小、疝内容物及其与腹腔内脏器的关系,有助于发现疝是否发生嵌顿或绞窄。CT 特点是:①腹腔内脏器或组织经脐疝入皮下,腹腔内肠系膜可见“缆绳征”。②疝内容物为小肠肠管时,内容物内多有气体及液体,近端小肠肠腔扩张，直径大于3cm或更大一些。③CT增强扫描，若疝囊内肠管管壁明显强化，说明肠管血运尚可；反之，则说明肠管发生绞窄坏死。

(3) 术前相关检查：因患者可能需要急诊手术治疗，需完善术前相关检查，如胸片、心电图、血凝全套及术前感染四项。

3. 是否需要急诊手术？

该患者为成人脐疝，由于疝环小，发生嵌顿或者绞窄者较多。目前患者出现嵌顿、肠梗阻、肠坏死表现，有急诊手术指征。应嘱患者家属立即办理入院，做好术前准备。在办理急诊住院的同时完善术前检查，积极术前准备。

思考☞ 脐疝以小儿多见，为什么此患者出现脐疝？

答：成人脐疝为后天性，较为少见，多数是中年经产妇女，可能与脐环处瘢痕组织变弱有关。该患者长期便秘、多次妊娠、肥胖，容易造成腹腔内高压，在腹内压增加和腹腔脏器顶推下逐渐膨出而形成。

病例预后

检查结果：常规术前相关检查未见明显异常。B型超声示腹部隆起处探及8.0cm×5.0cm团块，内见肠管回声，直径粗约3.4cm，内见小肠、肠襻及肠管积液，肠壁上未见明确血流信号。B型超声诊断：脐部隆起处包块内为肠管（可疑肠管坏死）。腹部CT：小肠肠袢明显扩张积气，脐左侧脂肪层内一类椭圆形囊样病变，大小约5.3cm×7.0cm，壁薄，边界清晰，其内可见液体密度影，液体中可见漂浮肠袢，自腹腔疝入脐内形成疝囊向腹壁外突出，其内大量液体密度影及气泡影，病变左后方可见近端肠管与囊内肠管相连，且近端肠管内有大量积气，邻近病变肠管呈鸟嘴样改变，少量腹水；病灶右后方可见远端肠管与囊内肠管相连，且肠管呈萎陷改变；邻近肠系膜可见“缆绳征”；增强后扫描，囊内肠管仅有轻微增强，增强程度明显低于腹腔内正常肠管增强程度，腹腔内可见液体密度影。CT 诊断：①肠梗阻；②脐疝（疝内容物为小肠，有嵌顿、坏死可能）；③腹水。

治疗过程及结果：患者入院后给予禁食、胃肠减压、建立静脉通道、补液、对症支持治疗，并急诊手术治疗。手术示自脐左侧纵切口，长约 15.0cm。切开皮肤、皮下组织见疝囊，切开疝囊，见疝内容物为肠管，肠管发黑、坏死，疝环约 4.0cm × 2.0cm。腹水约 1000ml。打开疝环，切除坏死小肠约 12cm，行端端吻合。手术诊断：小肠脐疝嵌顿、坏死。病理肉眼所见示小肠一段，长 16cm，直径 3cm，表面红褐及灰红；切面，肠壁高度淤血，黏膜皱襞消失，肠壁厚 0.2 ~ 1.0cm。病理组织切片示小肠出血性坏死。

最后诊断：脐疝嵌顿。

知识小链接

脐疝手术修补的原则是什么？

答：切除疝囊，缝合疝环，必要时可重叠缝合疝环两旁的组织。

经验教训：

（1）成人脐疝为后天性，较为少见，应避免或减少腹压增加的因素，如避免长期便秘、控制体重等。

（2）有高危因素患者，可使用腹带。

病例二

病例介绍

吴某，女性，76岁，50千克，主因“脐部可复性肿物8月，不能还纳2小时”入院。

现病史：患者于8月前无明显诱因开始反复出现肚脐部位可复性肿物，无触痛，质软，大小约20cm，以站立时为著，平卧可消失，未诊治。2小时前腹部用力排便后肿物再次出现，不能还纳，伴全腹部阵发性绞痛、恶心，无呕吐，无发热、便血。急来急诊科就诊。起病以来，患者精神、睡眠、食欲尚可，大小便正常，体重无明显减轻。

既往史：“肝炎后肝硬化”病史8年，否认手术史。

入院查体：体温36.3℃，脉搏100次/分，呼吸18次/分，血压112/78mmHg，神志清，急性痛苦面容。腹部一肿物，呈半球形，直径约20cm，质软，不能还纳腹腔，腹部有压痛，无反跳痛，肠鸣音亢进。

辅助检查：血常规、肝肾功能、离子、术前感染、血凝、心电图及胸片基本正常。腹部彩超：脐疝并嵌顿，少量腹水。腹部立卧位片：不完全性小肠梗阻。

病例分析

1. 首先考虑哪些诊断？

印象☞ 巨大嵌顿性脐疝，肠梗阻，肝炎后肝硬化（代偿期）。

支持依据：有肝炎后肝硬化病史，出现不全肠梗阻表现。查体：腹部一肿物，呈半球形，直径约20cm，质软，不能还纳腹腔，腹部有压痛，肠鸣音亢进；腹部彩超：脐疝并嵌顿，少量腹水；腹部立卧位片：不完全性小肠梗阻。

不支持依据：暂无不支持依据。

2. 是否需要急诊手术？

成人型脐疝的特点是不能自愈，不断增大，易发生嵌顿或绞窄，一旦发生应紧急手术；现患者已经出现嵌顿、肠梗阻表现，宜急诊行手术治疗。

病例预后

治疗过程及结果：积液术前准备，给予禁食、胃肠减压、建立静脉通道及对症支持治疗，评估病情无明显手术禁忌证，有明确急诊手术指征，拟在硬膜外下行嵌顿性脐疝松解，脐疝无张力修补。患者取仰卧位，硬膜外腔阻滞麻醉成功后，选择脐周横行梭行切口（保留脐部），长5～10cm。依次切开皮肤、皮下组织至腹直肌前鞘。游离并打开疝囊；将疝内容物还纳后，连续缝合关闭疝囊。充分游离腹膜前间隙，将下层补片置于双侧腹直肌后鞘后方展平，中间结合部固定于脐环，补片上层固定于前鞘上方，补片边缘与腹直肌鞘外缘缝合固定，放置负压引流于补片表面。术后给予负压引流管。术后继续给予胃肠减压、肠外营养、预防感染、维持水电解质酸碱平衡等治疗。术后10天拆线，切口甲级愈合。

最后诊断：巨大嵌顿性脐疝，肠梗阻，肝炎后肝硬化（代偿期）。

经验教训：肝硬化合并脐疝的发生率约占20%，嵌顿和破裂是肝硬化脐疝严重的并发症。脐疝一旦嵌顿则其病死率高达26%，早期手术治疗是治疗的关键。

病例三

病例介绍

王某，女，32岁，以“反复乏力、腹胀5年，脐部包块膨出1月”于2010年10月5日入院。

现病史：患者于5年前无明显诱因出现反复乏力、腹胀，无腹痛、呕吐、呕血，曾就诊于我院，完善相关检查后，诊断为自身免疫性肝硬化（失代偿期），血小板减少性紫癜。因反复出现腹水、自发性细菌性腹膜炎，多次住院治疗。1月前脐部包块膨出，乏力、腹胀症状加重，无腹痛、便血，无发热，为行进一步治疗入院。自起病以来，患者精神、睡眠、食欲差，未见解黑便，尿色深黄。

既往病史：有自身免疫性肝硬化5年。

入院查体：体温36.8℃，心率82次/分，呼吸20次/分，血压120/80mmHg。体质消瘦，面色晦暗，全身皮肤黏膜黄染。浅表淋巴结未触及肿大，无肝掌及蜘蛛痣，巩膜黄染，心肺听诊未见异常。腹壁静脉曲张明显，腹膨隆，脐膨出，大小约 8cm × 7cm × 5cm，表面无破溃，颜色正常，无压痛及反跳痛，肝大，剑突下 3cm，质硬，表面不光滑；脾大，肋下 3cm，移动性浊音阳性。

实验室检查：

血常规：白细胞 3.2×10^9/L，血红蛋白 85g/L，血小板 27×10^9/L。

肝功能：谷草转氨酶 49U/L，谷丙转氨酶 230U/L，碱性磷酸酶 701U/L，γ－谷氨酰转肽酶 200U/L，胆碱酯酶 1890U/L，总胆红素 140mmol/L，直接胆红素 70mmol/L，白蛋白 25g/L，球蛋白 32g/L。

血凝全套：凝血酶原时间 16 秒，活化部分凝血活酶时间（APTT）：44 秒。

腹部彩超：肝脏缩小，表面不平，实质回声不均匀，呈结节样改变，门静脉直径 1.2cm，脾脏肋间厚 5.0cm，肋下 3.5cm，肝前、腹腔均见游离液体。

病例分析

1. 首先考虑哪些诊断？

印象☞ 脐疝，自身免疫性肝硬化（失代偿期）。

支持依据：患者肿块出现于脐部，站立或腹压增高时出现，无疼痛，边界光滑，平卧或用手还纳后可消失，为典型脐疝表现。有明确自身免疫性肝硬化病史，白蛋白减少，腹腔积液，结合腹部超声表现，支持自身免疫性肝硬化（失代偿）诊断。

2. 还需要做哪些检查？

腹水化验细胞学、总蛋白、葡萄糖、乳酸脱氢酶等有助于明确腹腔液是渗出液（exudate）还是漏出液（transudate），从而有助于明确积液性质和病因。具体漏出液与渗出液的鉴别如表8所示：

表8　漏出液及渗出液的鉴别要点

鉴别要点	漏出液	渗出液
原因	非炎症所致	炎症、肿瘤、化学或物理刺激
外观	淡黄，浆液性	不定，可为血性、脓性等
透明度	透明或微混	多浑浊
比重	低于1.018	高1.018
凝固	不自凝	能自凝
黏蛋白定性	阴性	阳性
蛋白定量	$<25g/L$	$>30g/L$
葡萄糖定量	与血糖相近	常低于血糖水平
细胞计数	常 $<100\times10^6/L$	常 $>500\times10^6/L$
细胞分类	以淋巴细胞、间皮细胞为主	以中性粒细胞或淋巴细胞为主
细菌学检测	阴性	可找到病原菌
积液/血清总蛋白	<0.5	>0.5
积液/血清 LDH	<0.6	>0.6
乳酸脱氢酶	$<200U/L$	$>200U/L$

另外：

癌胚抗原（CEA）：若测定结果 $>10\sim15\mu g/L$，有助于癌性积液的诊断。

病理细胞学：若找到癌细胞，则可确定为癌性积液。

目前判断漏出液和渗出液多用 Light 标准，即只要符合下面其中任何 1 条，即为渗出液，均不符合者为漏出液。Light 标准指标：①积液/血清总蛋白 > 0.5；②积液/血清 LDH > 0.6；③乳酸脱氢酶（LDH） > 200U/L。

3. 是否需要急诊手术?

患者脐疝诊断明确，目前表现出嵌顿临床表现，需急诊手术治疗，但患者处于自身免疫性肝硬化失代偿期，手术风险大，可出现 DIC、多脏器衰竭等并发症，严重者直接危及生命，故与患者家属沟通同意后再进行手术。

病例预后

检查结果：腹水颜色浑浊，白细胞数 600×10^6/L，分叶核粒细胞数 56%，总蛋白为 40g/L，乳酸脱氢酶为 600U/L，送检病理细胞学回报未查见癌细胞，癌胚抗原正常范围。根据 Light 标准，LDH 大于 200U/L，符合渗出液。

治疗过程及结果：入院给予补充白蛋白及利尿治疗，腹水无明显消退，故行腹腔放液治疗（放腹水约 2500ml）。结合患者腹水化验回报，考虑合并自发性细菌性腹膜炎，故给予抗感染治疗。多次放腹水后脐疝无回缩，并出现脐疝剧烈疼痛，脐疝增大至 9cm × 7cm × 6cm，不能还纳，触痛阳性。与患者家属沟通，建议急诊手术治疗，家属拒绝外科手术治疗，故继续给予联合加强抗感染，补充 20% 人血白蛋白 20g/d，补充血浆及禁食水、纠正水电解质、制酸等治疗。经过 2 周保守治疗后，患者排便排气正常，脐疝疼痛减轻，无恶心、呕吐。复查腹穿：黄色腹水，白细胞数 100×10^9/L，分叶核粒细胞数36%，疝环周围皮肤暗红色，无肿胀，停抗生素。经过4周治疗后好转出院。

最后诊断： 脐疝，自身免疫性肝硬化（失代偿期），自发性腹膜炎。

经验教训：

（1）由于脐疝嵌顿多发生于肝硬化晚期，且脐疝一旦嵌顿则其病死率高达26%。对于全身状况差，尤其肝功能Child－Pugh分级C级的患者，对手术耐受性差，给治疗带来困难，因此预防是关键。

（2）尽量避免大量腹腔放液治疗。放腹水后，由于腹水润滑作用解除，同时由于腹压的急剧下降，疝环张力下降，内径缩小而易发生嵌顿。

（3）外用腹带固定有可能避免了脐疝嵌顿及破裂的发生。

（4）若发生自发性腹膜炎，早期、足量、足疗程应用广谱抗生素是治疗成功的保障，足量补充白蛋白、血浆、能量等治疗也是非常必要的。

（5）对于肝功能较好者，早期手术治疗是治疗的关键。但对肝功能较差者，如嵌顿物为大网膜，通过积极抗感染、补充血浆、蛋白、使用腹带等治疗，也是有希望痊愈的。

二、病例讨论

1. 脐疝的概念是什么？

脐位于腹壁正中部，在胚胎发育过程中，这是腹壁最晚闭合的部位。同时，脐部缺少脂肪组织，使腹壁最外层的皮肤、筋膜与腹膜直接连在一起，成为全部腹壁最薄弱的部位，腹腔内容物容易于此部位突出形成脐疝。在人体胎儿时期，通过脐环部位有两条动脉、一条静脉、卵黄管及脐尿管与母体相连，以获取营养。在胎儿出生前后，上述结构逐渐闭锁，脐环闭锁时形成脐凹陷。如果闭锁不全或延期闭锁，胎儿出生后出现畸形。由脐环处突出的疝称为脐疝（umbilical hernia）。

2. 脐疝的分类是什么？

临床上按年龄分类，分为小儿脐疝和成人脐疝两种。前者远较后者多见。

3. 脐疝的病因是什么？

小儿脐疝和成人脐疝两者发病原因不尽相同。

（1）小儿脐疝的发病原因是脐环闭锁不全或者腹部瘢痕组织不够坚强，在腹内压增加的情况下发生。小儿腹内压增高的主要原因有经常啼哭和便秘。

（2）成人脐疝为后天性，较为少见，多数是中年经产妇女。可能与脐环处瘢痕组织变弱有关。诱因是妊娠、慢性咳嗽、腹水等。疝内各物初期多为大网膜，随后还有小肠、结肠等。常因与疝囊壁发生广泛粘连，形成多房性间隙。

4. 脐疝的临床表现是什么？

查体时多见脐部有一半球形肿块柔软，巨大脐疝可向下悬垂，若疝内容物为肠管，可见到肠蠕动。直立时疝突出，平卧时疝回复。有咳嗽冲击感，回纳可触及脐部缺损及圆形疝环。

（1）婴儿脐疝：较常见，多属易复性，表现为啼哭时脐疝脱出，安静时肿块消失，疝囊颈一般不大，但极少发生嵌顿和绞窄。

（2）成人脐疝：多见于中年肥胖经产妇女。症状：脐疝肿块，咳嗽和用力时疝块突出，平卧时消失。肿块局部隐痛或腹部不适，可伴消化不良。发生嵌顿时，可有不完全性或完全性肠梗阻的表现：如腹痛、腹胀、呕吐、肛门停止排气排便等。常见并发症的表现：

①疝嵌顿与绞窄：成人型脐疝的疝环狭小，周围有坚韧的瘢痕组织，因此成人脐疝发生嵌顿或绞窄者较多。此时突发剧烈疼痛可出现机械性肠梗阻、急性腹膜炎及全身中毒症状。

②脐疝穿破：孕妇或肝硬化伴腹水患者，因腹肌受到过度牵拉，腹壁张力极大，有时会发生自发性或外伤性穿破。

③上消化道出血（upper gastrointestinal bleeding）：肝硬化伴脐疝时，若行手术修补可能加重门静脉血流的侧支循环，从而诱发上消化道大出血。

5. 脐疝的常用检查手段有哪些？

（1）腹部超声：B型超声示脐疝的位置、大小、疝内容物及其与腹腔内脏器的关系，可判断内见小肠、肠袢及肠管有无积液、扩张，肠壁上有无血流信号。

（2）腹部CT：可以清楚地显示脐疝的位置、大小、疝内容物及其与腹腔内脏器的关系，有助于发现疝是否发生嵌顿或绞窄。CT特点是：腹腔内脏器或组织经脐疝入皮下，腹腔内肠系膜可见“缆绳征”；疝内容物为小肠肠管时，内容物内多有气体及液体，近端小肠肠腔扩张；CT增强扫描，若疝囊内肠管管壁明显强化，说明肠管血运尚可，反之则说明肠管发生绞窄坏死。

6. 脐疝的诊断依据是什么？

肿块出现于脐部，站立或腹压增高时出现，无疼痛，边界光滑，平卧或用手还纳后可消失，若发生嵌顿或绞窄，可出现腹痛、肠梗阻等相应表现。结合查体及腹部超声、腹部 CT 可明确诊断。

7. 脐疝的鉴别诊断是什么？

与其他腹疝相鉴别：如直疝、斜疝、白线疝。

（1）直疝（inguinal direct hernia）：主要为腹股沟区有可复性肿块，呈半球形，多无疼痛及其他不适。当站立时，疝块即刻出现，平卧时消失，肿块不进入阴囊。

（2）斜疝（indirect inguinal hernia）：在长期站立、行走或咳嗽时肿块沿腹股沟管斜行突向外环口，肿块逐渐增大可延伸进入阴囊，如在腹股沟韧带中点上方 2cm 处按压内环，令患者站立咳嗽，可阻止肿块突出，移去按压手指，肿块即复出。如为不完全性斜疝，疝内容物未突出外环，可用手指伸入外环口。令患者咳嗽即有冲击感。

（3）白线疝（hernia of linea alba）：是发生于腹壁中线（即白线）的腹外疝，绝大多数发生于脐与剑突之间，大部分白线疝（高达 75%）可无症状，仅在腹部检查时发现白线处有皮下肿块，在腹内压增加时肿块会向腹壁外突出明显，回纳后可在白线区触到有小洞（疝孔）存在而确诊。

8. 脐疝的保守治疗原则是什么？

适用于 2 岁之前的小儿，原则是在回纳疝块后，用一大于脐环的、外包纱布的硬币或小木片抵住脐环，用胶布或绷带加以固定。除了紧急情况外，小儿 2 岁以前采取非手术治疗，满 2 岁后脐环直径仍大于 1.5cm 则可手术治疗，原则上 5 岁以后均应手术治疗。

脐疝保守治疗的方法：去除病因，去除使腹内压增高的因素，并使用腹带包扎固定。

9. 脐疝的手术适应证和原则是什么？

手术适应证：成人脐疝宜及早实施手术治疗，嵌顿、穿破或绞窄等紧急情况时（可表现为突发剧烈腹痛、腹胀、呕吐、肛门停止排气排便等），应紧急手术。

手术治疗的原则：切除疝囊，缝合疝环。

10. 脐疝的修补方法有哪些？

目前治疗脐疝的手术方式大致分为 3 种：

（1）传统手术方式：主要为 Mayo 手术或单纯缝合。其优点是操作简单，但往往不能保留脐孔，伤口积液、感染及复发率也较高，复发率可达 10% ~15% 。

（2）无张力疝修补术（tnsion - free hernia repair）：近年来，随着无张力疝修补术的开展和普及，许多学者使用疝修补材料进行脐疝的无张力修补术，即充分游离腹直肌前鞘后放置补片或网塞。无张力疝修补术使复发率降为 1% 。

（3）腹腔镜脐疝修补术：采用与腹腔镜切口疝修补术相同的技术，即在腹腔镜下将防粘连补片放置于脐部缺损处，固定于腹壁上。该手术方式可以保留脐孔。由于避免了腹壁各层组织的大范围分离，使手术变得更简单，切口感染、血肿或血清肿等并发症的发生率低。同时，腹腔镜手术还可以发现隐匿性的腹壁疝，减少遗漏的同时存在腹壁疝的机会。由于使用了防粘连补片，大大降低了手术后肠梗阻的发生率。

11. 脐疝的腹腔镜手术步骤是什么？

（1）采用气管内插管全麻，患者为仰卧位，头高足低。

（2）建立气腹，压力维持在12mmHg左右。

（3）于左锁骨中线肋缘下做小切口放置10mm Trocar，作为观察孔。插入300腹腔镜，在腹腔镜直视下分别于左腋前线平脐水平和左下腹放置10mm和5mm Troear。10mm Troear为主操作孔，5mm Trocar为辅助操作孔。

（4）根据疝囊大小，选择补片，将补片卷成烟卷状从10mm Trocar放入腹腔，展平补片使其聚丙烯面对腹壁，调整好补片的位置使其中心点位于疝囊处。

（5）用腹腔镜疝修补专用螺旋平头钉合器沿补片外缘钉合一圈，将补片固定在腹壁上，钉与钉之间的间隔一般约1.5cm，然后再用钉合器在外圈螺旋钉内侧钉合一圈。

（6）为确保钉合牢固，钉合时助手可在相应的腹壁处作对抗。

（7）检查补片是否牢固。若牢固，拔除Trocar，关闭切口。

（8）为了防止脐部疝囊形成积液，将大小适合的纱布球放置于脐部，压迫疝囊，然后用腹带加压包扎固定。

12. 脐疝术后注意事项是什么？

（1）注意控制腹胀、便秘、咳嗽等可使腹内压增高的因素。

（2）切口可使用腹带包扎一周左右，待拆线后去除。

（3）皮下引流48小时后拔除，若引流量仍较多，可适当延长时间，避免影响切口的愈合。

13. 怎样预防脐疝的发生？

（1）治疗原发病：如肥胖、肝硬化、慢性支气管炎等。

（2）避免或减少腹压增加的因素：如避免长期便秘、控制体重等。

（3）有高危因素的患者，可使用腹带。